生活習慣とメンタルヘルス
精神科医と健診医の実証的検討

寺尾　岳
大分大学医学部　脳・神経機能統御講座　精神神経医学　教授

寺尾未知
西日本産業衛生会　健診医・産業医・労働衛生コンサルタント

目　次

A　はじめに ································ 1

B　食習慣：魚とオメガ３ ·················· 5

C　食生活：低コレステロール ············· 21

D　運動習慣 ······························ 37

E　光を浴びる習慣 ························ 49

F　睡眠習慣 ······························ 55

G　職場の習慣：仕事の満足度と人間関係 ···· 67

H　おわりに ······························ 71

付　録 ····································· 73

文　献 ····································· 79

A　はじめに

　生活習慣と疾患との関連は古くはヒポクラテスが指摘したことです。ヒポクラテスはすべての疾患の原因は体液の不均衡にあると推定し、四体液説を提唱しました。この体液には、血液、粘液、黄胆汁、黒胆汁が含まれるという説と血液、粘液、胆汁、水が含まれるという説がありますが、いずれにせよ、この不均衡の是正には生活習慣や環境を変えることが重要と考えました。具体的には、入浴や汗をかくこと、散歩やマッサージなどを奨励しました。

　精神疾患がすべて体液の異常によるとは考えにくいのですが、今日「癒し」をキーワードにアロマセラピー、マッサージ、種々のサプリメントなど、いろいろなものが商業ベースに乗ってきていることは確かなことです。もっともらしい（素人が納得しやすい）コマーシャルでエビデンス（科学的根拠）の乏しい手段が喧伝されるにつけ、私どもは落ち着か

A　はじめに

ない気分になります。科学的な検討の後に、エビデンスのはっきりしたものが生き残り、そうでないものは捨て去られるのが本筋でしょう。ただし、この科学的検討というのも曲者で、某テレビ番組がデータ捏造のために番組中止になったのは耳目に新しいところです。

　さて、精神疾患の成因として、遺伝と環境の関与は広く認められています。周知のごとく、分子生物学的手法により、遺伝研究は大きな進歩を遂げています。将来的には、精神疾患と関連する遺伝子が同定される可能性がありますが、それをもとにした遺伝子治療はいろいろな問題を孕んでおります。他方、環境の改善は遺伝子治療と比較すると容易でしょう。生活習慣も広い意味で環境のひとつ（遺伝と異なり、自分自身の努力次第でどうにでもなる自己環境）と考えると、生活習慣の改善によって精神疾患の発症や再発が予防できるかもしれません。

　このようなことを推し進めるには、現時点でのエビデンスを整理しておくことが必要となります。エビデンスのしっかりしたものに関しては、すぐにでも精神健康（メンタルヘルス）の維持・増進に役立

A はじめに

つものとして、生活習慣に取り入れることも意味のあることでしょう。私どもはこのような目的から、この本をまとめることを考えました。

　この本で取り上げる項目は、食習慣、運動習慣、光を浴びる習慣、睡眠習慣ですが、職場のメンタルヘルスが大きく取り上げられている現状を勘案して、職場での人間関係のあり方もひとつの習慣とみなして取り上げてみました。それぞれの章において、まず精神科医の方からエビデンスを示し、それを踏まえて健診機関医（以下、健診医と略します）の視点からコメントを加えたいと思います。このような形をとっておりますので、副題として「精神科医と健診医の実証的検討」といたしました。エビデンスの大部分は、最近の報告から引用したものであることを、あらかじめお断りしておきます。

B　食習慣：魚とオメガ3脂肪酸の摂取

　最近、オメガ3脂肪酸に注目が集まっています。まずは、これが何なのか簡単に説明しましょう。オメガ3脂肪酸は長鎖不飽和脂肪酸のひとつであり、さまざまな魚介類（特に青魚）に含まれています。オメガ3脂肪酸は主にエイコサペンタノン酸（EPA）とドコサヘキサノン酸（DHA）などから構成されており、これらは高い生物学的活性を持っています。他方、家庭で料理に使われる植物油（コーン油、サフラン油、大豆油）にはオメガ6脂肪酸が含まれています。このようなことも影響して、食事に含まれるオメガ3脂肪酸に対してオメガ6脂肪酸の割合が非常に増してきたとも言われています。図1にはオメガ6脂肪酸とオメガ3脂肪酸の代謝経路を示していますが、代謝酵素が共通していることもわかります（Parkerら, 2006）。

　オメガ3脂肪酸は脳に影響することが知られてお

B 食習慣：魚とオメガ3脂肪酸の摂取

図1　オメガ6脂肪酸とオメガ3脂肪酸の代謝経路

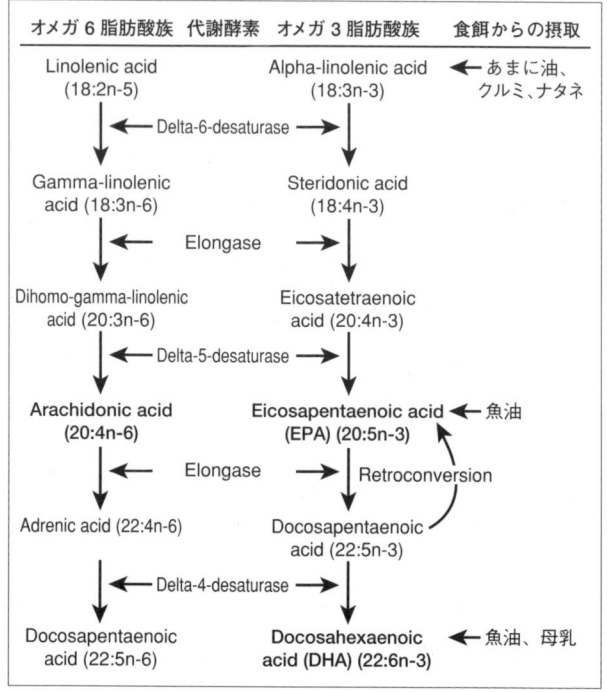

オメガ6脂肪酸族	代謝酵素	オメガ3脂肪酸族	食餌からの摂取
Linolenic acid (18:2n-5)		Alpha-linolenic acid (18:3n-3)	← あまに油、クルミ、ナタネ
↓	← Delta-6-desaturase →	↓	
Gamma-linolenic acid (18:3n-6)		Steridonic acid (18:4n-3)	
↓	← Elongase →	↓	
Dihomo-gamma-linolenic acid (20:3n-6)		Eicosatetraenoic acid (20:4n-3)	
↓	← Delta-5-desaturase →	↓	
Arachidonic acid (20:4n-6)		**Eicosapentaenoic acid (EPA) (20:5n-3)**	← 魚油
↓	← Elongase →	↓ ↑ Retroconversion	
Adrenic acid (22:4n-6)		Docosapentaenoic acid (22:5n-3)	
↓	← Delta-4-desaturase →	↓	
Docosapentaenoic acid (22:5n-6)		**Docosahexaenoic acid (DHA) (22:6n-3)**	← 魚油、母乳

（Parkerら、2006）を改変

り、その役割としては、脳の神経細胞を増やしたり、その神経細胞を適切な位置まで移動させたり、さらには移動した位置で特定の機能を発揮する神経細胞に分化させる作用があります。またオメガ3脂肪酸を低下させると、セロトニン、ドーパミン、アセチルコリンなどの神経伝達物質が低下することが知ら

B 食習慣：魚とオメガ3脂肪酸の摂取

れています。最近、うつ病の一因として「脳由来の神経栄養因子」（難しい名前ですが、英語ではBrain-derived Neurotrophic Factorと表現され一般的にBDNFと略します。脳細胞の栄養分と考えてください）が注目をあびています。うつ病ではこのBDNFが低下し、抗うつ薬を患者さんに投与するとBDNFが増えて気分も良くなることが判明しています（巻末の付録を参照下さい。うつ病の病態生理におけるBDNFの役割を説明しています）。興味深いことに、オメガ3脂肪酸が不足するとBDNFが産生されにくくなり、オメガ3脂肪酸を加えてやるとBDNFが増加することもわかってきました（McNamaraら, 2006）。したがって、魚を食べることでオメガ3脂肪酸の摂取が高まり、ひいては脳細胞の栄養分であるBDNFが増え、うつ病になりにくくなる可能性があるのです。

　さて、もう少し詳しくみていきますと、人の脳、その中でもとくに重要な精神機能を果たす前頭前野というところでは脂肪酸が重要な構成成分です。このうちオメガ3脂肪酸はおよそ14％含まれており、そのほとんどが先に述べたDHAであることが判明

B 食習慣：魚とオメガ3脂肪酸の摂取

しています。人が生まれる前から順を追ってみていきますと、妊娠第3期（26週～40週にかけて）は、DHAが胎児の脳に1週間に14.5 mgの割合で急速に蓄積していくことがわかっています。出生時には、大脳皮質の脂肪酸のおよそ9％をDHAが占め、20歳までに15％近くまでに増加します。さて妊娠第3期において、DHAは前頭前野を含む脳の成熟に重要な役割を果たしています。このため、DHAの不足によって注意力の形成が不十分となり、出生後に注意欠陥・多動性障害にかかりやすくなる可能性も指摘されています（McNamaraら, 2006）。

DHAの不足は、胎児や子どもさんだけではなく、そのお母さんの精神健康にも大きくかかわってきます。出産後のお母さん方の精神健康をエジンバラ産後うつ病評価尺度という質問紙で推定したデータが41ヵ国分ありました。他方、母乳中のDHA、EPAなどのオメガ3脂肪酸濃度や魚の消費率を検討したデータが23ヵ国分ありました。Hibbeln（2002）は、これらを組み合わせて検討しました。その結果、図2に示すように、魚の消費量が増えるほど産後うつ病の頻度は低くなりました。また、図3に示すよう

図2　魚介類の消費量が多いと産後うつ病の有病率が低い

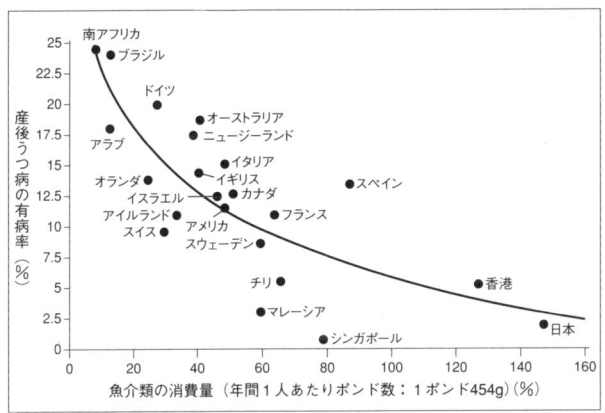

(Hibbeln, 2002) を改変

図3　母乳中に含まれるDHA濃度が高いと産後うつ病の有病率が低い

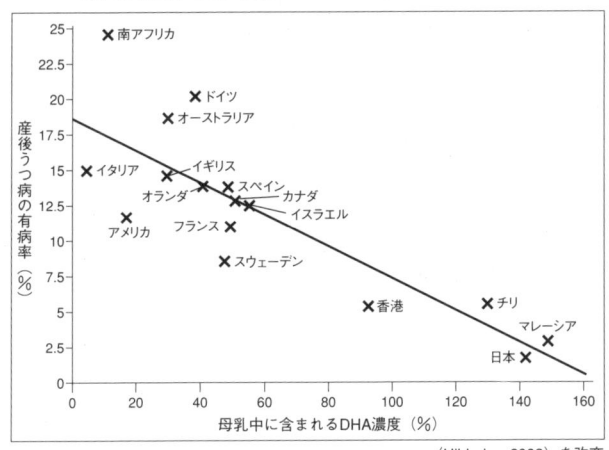

(Hibbeln, 2002) を改変

B　食習慣：魚とオメガ3脂肪酸の摂取

B 食習慣：魚とオメガ3脂肪酸の摂取

に、母乳中のDHA濃度が高くなるほど産後うつ病の頻度は低くなりました。幸い、この研究では日本は非常に産後うつ病が低いことになっていますが、基礎となった日本のデータには1991年のものも含まれており、日本では1998年以降自殺が急増したことを考慮すると新しいデータをもとにした再検討が必要でしょう。

産後うつ病に限らず、一般的なうつ病と魚の消費率を北フィンランドで検討した研究があります。Timonenら（2004）は、2,968名の女性と2,721名の男性を対象としましたが、女性においては魚をほとんど（月に1回もしくはそれ以下）食べない人は、よく（毎週もしくはそれ以上）食べる人の2.6倍うつ病になりやすいことがわかりました。他方、男性においてはこのような傾向ははっきりしませんでした。この研究結果から言えることは、女性の方が魚の摂取の影響を受けやすいのかもしれないということです。

今まで述べてきたことから、青魚を食べることでDHAやEPAなどのオメガ3脂肪酸が増え、これはメンタルヘルスに良い方向に働くと考えられます。

実際にきちんとした臨床研究として、DHAやEPAを抗うつ薬代わりにうつ病の患者さんに投与した結果、治療効果や予防効果があったとする報告も増えています。Subletteら（2006）は、自殺企図のハイリスク・グループ33名を2年間経過観察しました。観察開始時に、DHA濃度の低い群と高い群に2分したところ、図4に示すように低い群の方が2年間における自殺率が有意に高かったのでした。

Nemetsら（2006）は、6歳〜12歳の子どものうつ病患者に対し、10名はDHAとEPAの合剤として

図4 自殺のハイリスクグループをDHAの中央値によってDHA濃度の高い群と低い群に2分し、2年間経過を追って自殺企図の発生を比較したもの

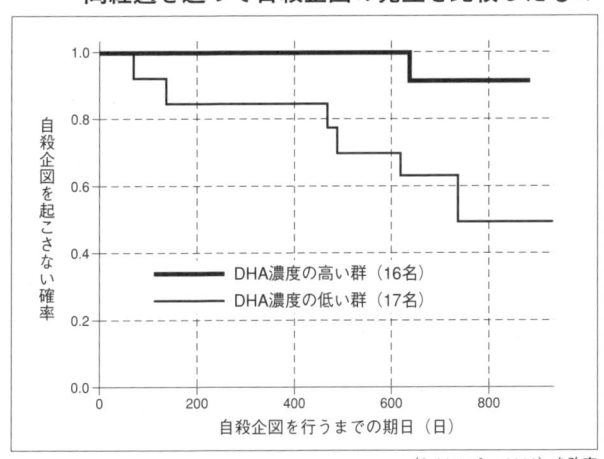

(Subletteら、2006) を改変

B 食習慣：魚とオメガ3脂肪酸の摂取

B 食習慣：魚とオメガ3脂肪酸の摂取

のオメガ3脂肪酸を投与し、10名はプラセボ（見た目は同じで薬効のない偽薬）を投与したところ、図5に示すようにオメガ3脂肪酸を投与されていた子どものほうが有意にうつ病が良くなりました。

さらにFreemanら（2006）は、産後うつ病の患者さん16名にDHAとEPAの合剤（DHA：EPA=1：1.5）を投与しました。投与量は3種類あり、0.5 g/日（6名）、1.4 g/日（3名）、2.8 mg/日（7名）でした。それぞれを8週間投与したところ、全体として、エジンバラ産後うつ病評価尺度で18.1

図5 子どものうつ病に対するオメガ3脂肪酸とプラセボの効果比較

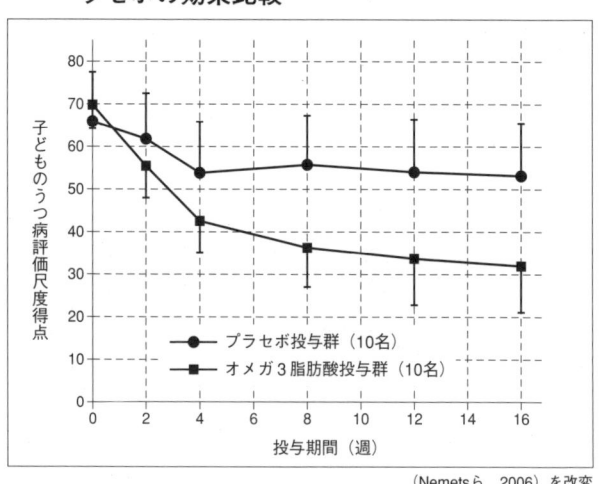

（Nemetsら、2006）を改変

点から9.3点に改善しました。投与量による効果の違いは認められませんでした。

　Nemetsら（2002）は、抗うつ薬服用中の再発性うつ病患者20名にEPA（96％魚油から精製されたもの：投与量は2g/日）もしくはプラセボを追加し、4週間経過を追いました。その結果、EPA追加群ではハミルトンの抑うつ状態評価点が24.0点（追加前）から11.6点（4週間後）と改善したのに比較して、プラセボ追加群では22.3点（追加前）から20.0点（4週間後）への改善にとどまり、両群間に有意差がありました。EPA追加がプラセボ追加と比較して効果があることはわかりましたが、EPAが抗うつ薬の効果を増強したのか、EPA自体の抗うつ効果が発揮されたのか、特定できていません。

　ところがMarangellら（2003）は、うつ病患者36名にDHA（2g/日）もしくはプラセボを無作為に割付け単独で（抗うつ薬に追加する形ではなく）投与し、6週間経過を追いました。その結果、DHA投与群ではハミルトンの抑うつ状態評価点が23.5（投与前）から15.4点（6週間後）と改善しましたが、プラセボ投与群でも28.5点から22.7点へと改

B　食習慣：魚とオメガ3脂肪酸の摂取

善し、両群間に有意差を認めませんでした。DHAが単独では効果がないのか、投与量が不十分なのかさらに検討が必要です。

以上のように、研究によって結果が異なることから、うつ病に対するEPAないしはDHAの効果を検討した質の高い研究を集めて、全体としての結論を導くメタ解析（メタ解析と図の読み方は巻末の付録を参照して下さい）がFreemanら（2006）によって行われました。集まった研究は、単極性と双極性うつ病に関するものが8つでした。図6に示すよう

図6 うつ病に対するオメガ3脂肪酸の効果を検討した研究のメタ解析

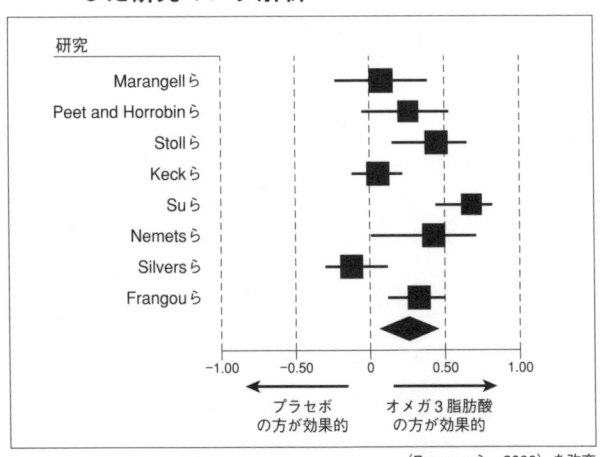

（Freemanら、2006）を改変

B 食習慣：魚とオメガ３脂肪酸の摂取

に、８つの研究全体として有意な効果がありました。

さて、オメガ６脂肪酸に関してはうつ病の患者さんの血中濃度が高かったという報告があるなど、現時点で確定的なことは言えませんが、どうもメンタルヘルスに悪いようなのです。冒頭で、食事に含まれるオメガ３脂肪酸に対してオメガ６脂肪酸の割合が非常に増してきたと述べましたが、最近のうつ病や自殺の増加の一因として魚から肉への食生活の変化が少なくとも部分的には影響しているかもしれません。このようなことを考慮しますと、食生活においては青魚をよく食べて、体内にDHAやEPAを貯蔵していくことが、うつ病の予防につながる可能性があると思います。

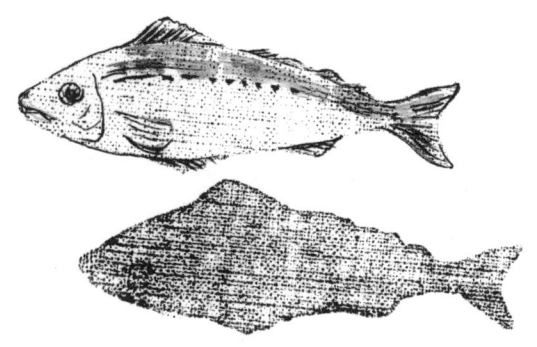

B 食習慣：魚とオメガ３脂肪酸の摂取

（健診医から）

　日本の一般的な食習慣では比較的多く魚介類を摂取しますので、普通の食生活を送っていれば、オメガ３脂肪酸の不足を普通は心配する必要はないと考えます。ただ、健診受診者に食生活の状況を伺うと、一部の方、とくに単身者で食事の内容が肉類に偏り、ほとんど魚介類を摂取しないという人たちも見受けられます。食事の内容が偏っている場合、野菜不足については自覚している人が多く、中には野菜ジュースやサプリメントで補おうとする人もいます。ところが、魚介類の摂取不足についてはあまり自覚されることはなく、不足しているから何かで補うという人はほとんどいないようです。

　適度な魚介類の摂取は心血管系疾患の予防に役立つことも広く認められております（Yokoyamaら，2007）。さらにメンタルヘルスの維持増進にも役立つのであれば、今後は食生活の偏った方々に対して、魚介類をどの程度摂取すべきか、摂取不足をどのように補うかといった保健指導が必要と考えます。どうしても魚介類が苦手な方には、EPAやDHAなど

を含むサプリメントの使用も有用かもしれません。

　さらに最近のデータ（図7）から、妊娠中に魚介類をたくさん食べた（1週間に340g以上）妊婦から生まれた児を8年間追跡すると、少ししか食べなかった妊婦から生まれた子よりも、言語性IQが良いことが判明しています（Hibbelnら, 2007）。つまり、妊娠中の魚介類の摂取はお母さんだけではなく子どもにとっても効果があるという結果です。ただし、比較的水銀含有量の多いとされるキンメダイ、メカジキ、クロマグロなどの魚は食べ過ぎないように注意しましょう。

B　食習慣：魚とオメガ3脂肪酸の摂取

図7　妊婦が魚を食べるほど、子どもの知能が良くなる

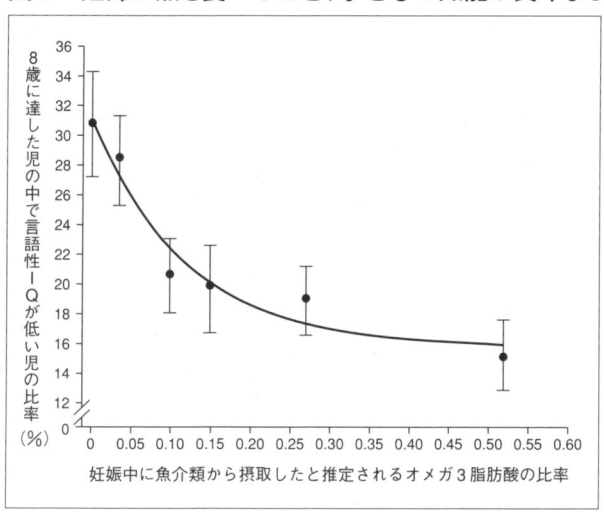

（Hibbelnら、2007）

B 食習慣：魚とオメガ3脂肪酸の摂取

　また、自傷を繰り返す患者にオメガ3脂肪酸を加えると図8に示すように、精神状態が改善したという報告も最近されました。(Hallahanら, 2007)。

　オメガ6脂肪酸については、オメガ3脂肪酸と同様に抑うつや改悪性と有意な負の相関を示す、すなわち低いと精神状態が悪化するという所見 (Garlandら, 2007) が最近報告されましたので、現時点では研究者の意見が一致しておらず善玉なのか悪玉なのかはっきりしていません。

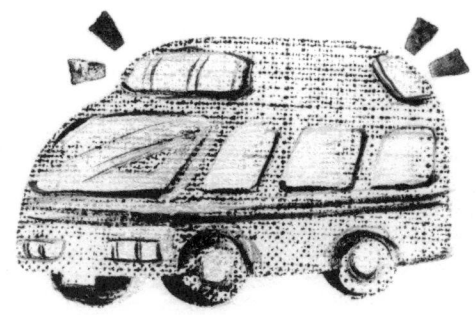

図8 自傷を繰り返す患者に対するオメガ3脂肪酸追加（実線）とプラセボ追加（点線）の比較

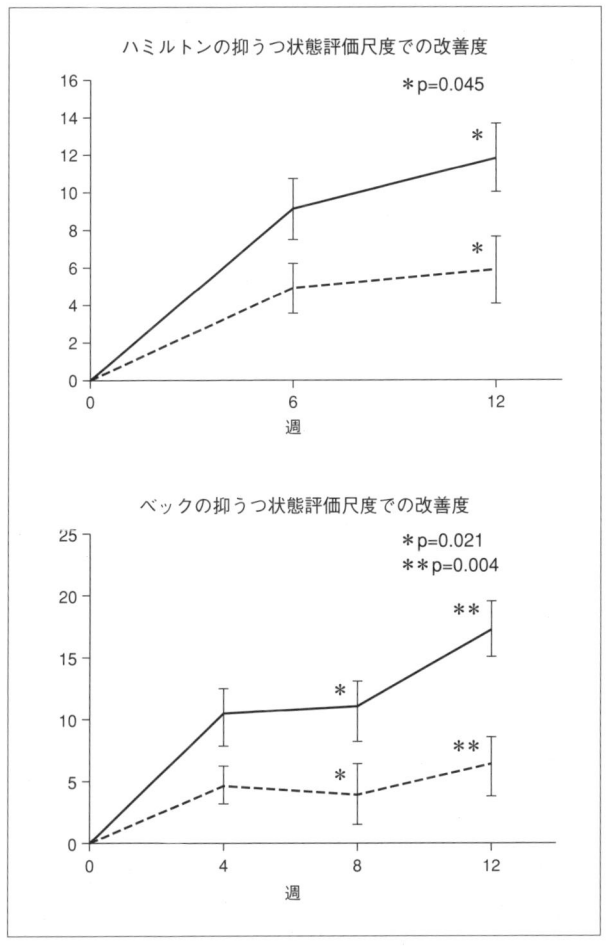

B 食習慣：魚とオメガ3脂肪酸の摂取

図8 続き

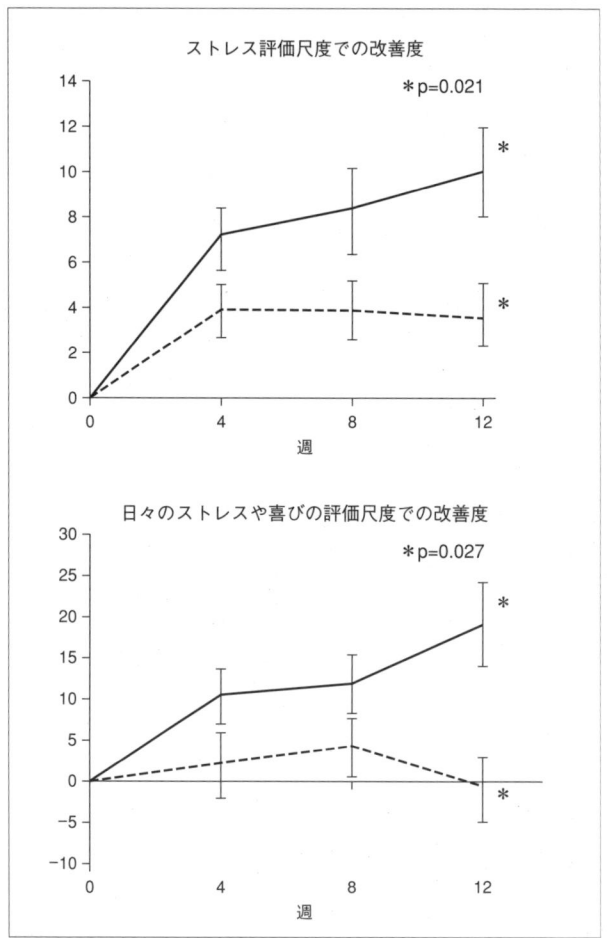

(Hallahanら、2007) を改変

C 食生活：低コレステロール

　総コレステロール値（以下コレステロール値と略します）が高いと、心筋梗塞など種々の身体疾患が生じやすくなることは広く知られております。皆さんは健康診断時にコレステロール値を測定され、その結果に一喜一憂されていることでしょう。高い方に対しては、保健師さんやお医者さんが食餌療法や運動療法、さらには薬物療法によって、コレステロール値を下げるように説得されていることと思います。確かにこのような介入によって、虚血性心疾患による死亡率は減少したので、高すぎるコレステロール値を下げることは意義があるといえます。

　しかし逆に、コレステロール値を下げる過程において事故や自殺が増加し、コレステロール値を下げた患者全体としての死亡率は減少しなかったという驚くべき論文が1990年にMuldoonらによりBritish Medical Journal誌上に掲載されました。ここで、

C 食生活：低コレステロール

この論文のことを少し詳しく説明しようと思います。この論文は、それ自体が新たな研究を行いそのデータを提出するという性格のものではなく、メタ解析の論文です。すなわち、すでに公表された、いくつかの研究論文のデータを定量的にまとめたものです。対象とした論文は、虚血性心疾患による死亡率のみならずnon-illness mortalityすなわち事故や自殺などによる死亡率のデータも記載した6つのrandomized controlled trials（RCTs）でした。コレステロール値を低下させるための食事療法群や薬物療法群と何もしない対照療法群を設定しており、コレステロールの高い患者をそれぞれの群に無作為に割り付けて経過を追うというものでした。6つの研究全体で24,847名の男性患者を平均4.8年間観察しました。その結果、おおむね10％前後のコレステロール値低下が認められ、メタ解析の結果、コレステロール値を下げた群の方が虚血性心疾患による死亡は減る傾向にあったが、事故や自殺による死亡率は逆に有意に増え、総死亡率に有意な差はなかったという衝撃的な結果が得られたのでした。この論文は、その当時大きな反響を呼びました。

C 食生活：低コレステロール

しかし、その10年後にMuldoonら自身が自分たちの示した危険性を否定することになります。すなわち、前回のメタ解析が行われた後およそ10年間に出版されたRCTsのデータを加え合計19のRCTsについて再解析のメタ解析を2001年に行いました（Muldoonら、2001）。その結果、図9に示すように、コレステロールを低下させていない対照群と比較して、事故や自殺で死亡した患者の比率は1.18（95％信頼区間：0.91～1.52）と有意差を認めなか

図9 事故や自殺で亡くなった患者の比率をコレステロール低下をめざした介入群と非介入群で比較しオッズ比を算出したメタ解析の結果

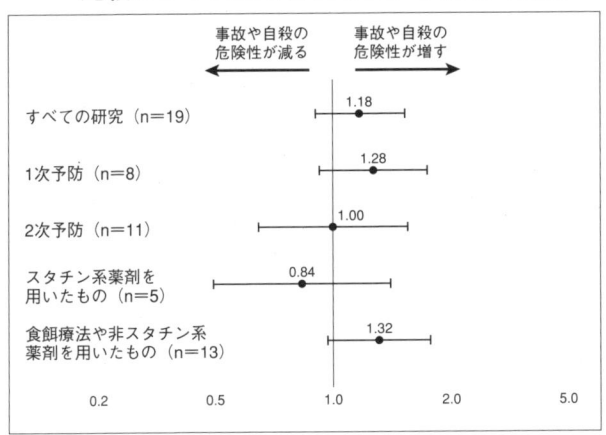

nは研究の数を示す　　　　　　　（Muldoonら、2001）を改変

C 食生活：低コレステロール

ったのです。下位分析として、対象を1次予防群や2次予防群に分けてもそれぞれ対照群との有意差は認められなかったのです。しかし、コレステロール低下の方法をスタチン系薬剤によるものと、非スタチン系薬剤や食餌療法によるものに分類すると、後者において対照群よりも有意差傾向（odds ratio=1.32, 95％信頼区間：0.98〜1.77, p=0.06）をもって事故や自殺が多かったのでした。これはある意味で微妙な結果です。ひょっとすると、非スタチン系薬剤や食餌療法によってコレステロールを下げる場合に限って事故や自殺が増えるという可能性が完全には否定できないからです。いずれにしても、今回のメタ解析の結果からは、高すぎるコレステロールを下げることは全体として自殺や事故を増やすことにはつながらないことがわかりましたが、現時点では、コレステロールを低下させる方法によってメンタルに与える影響が異なる可能性は否定できません。

　なお、以上の結果は、メタ解析の限界を示すものと解釈しても興味深いと思います。つまり、10年前に有意とされた関連が、その後に出版された研究

C 食生活：低コレステロール

のデータを加えると有意でなくなったわけです。メタ解析はエビデンスを定量的にまとめる上で大変役に立つ方法ではありますが、あくまでもメタ解析を行った時点までの当該研究の集大成であり、今後行われる研究の結果によっては、結論が変わりうる可能性を念頭に置くべきでしょう。

さて、これまではコレステロールを下げることに関しての議論でしたが、コレステロール値の低い状態とメンタルヘルスの関連はどうでしょうか？実際に、自殺を試みた（自殺企図）方にコレステロール値の低い人が多いというデータがあります。たとえば、Kunugiら（1997）は、自殺を試みて（自殺企図）救急病棟へ入院した99名の患者（自殺企図群）と、自殺企図のない74名の精神科入院患者（精神科対照群）および自殺企図によらない怪我や火傷で入院した39名の身体科患者（身体科対照群）を対象に、コレステロール値を比較しました。性や年齢、精神科診断、身体状態を考慮しながら解析したところ、自殺企図群は精神科対照群と比較しても身体科対照群と比較しても明らかにコレステロール値が低かったと報告しました。

C　食生活：低コレステロール

またKimら（2002）も、自殺企図のために救急病棟へ入院した231名の患者（自殺企図群）と、診断や性や年齢を一致させた自殺企図のない231名の精神科入院患者（精神科対照群）、さらに性や年齢を一致させた正常者231名（正常対照群）を対象に、コレステロール値を比較しました。その結果、自殺企図群の平均コレステロール値は149 mg/dL, 精神科対照群は180 mg/dL、正常対照群は192 mg/dLと自殺企図群のコレステロール値はもっとも低かったのでした。

コレステロール値の低い方にうつ状態の人が多いというデータもあります。私どもは、人間ドック受診者13,571名のコレステロール値を8つの区域に分け、それぞれの区域におけるうつ状態の頻度を調査しました（Teraoら, 2000）。性や年齢、体重、最近の体重減少、栄養状態や身体疾患の有無などを考慮しながら解析したところ、コレステロール値とうつ状態の間に明らかな関係を認め、とくにコレステロール値がもっとも低い区域（158 mg/dL以下）でもっともうつ状態の頻度が高かったのでした。

Borgheriniら（2002）も、186名のうつ病入院患

C 食生活：低コレステロール

者を対象にコレステロール値を4つの区域に分けると、もっとも低い区域（171 mg/dL以下）においてうつ状態がもっとも強くなったと報告しました。しかしながら、このような横断的研究では、コレステロールが低いから何らかの機序を介してうつ病や自殺が生じたのか、逆に、うつ病のために食欲が低下してコレステロールも低くなったのか、あるいは、背後に第3の因子（交絡因子）が存在して見かけ上の相関が生じたのか、判然としません。

そこで、私どもはさらに次のような研究を行いました（Soedaら, 2006）。すなわち、健康診断を受診した男性618名、女性530名のコレステロール値を測定し、うつ状態の有無を質問紙で判定しました。初年度にうつ状態と判定されずこの時点では精神的に健康な方を、コレステロール値が150 mg/dL未満の方（低コレステロール群）とこの値以上の方（対照群）の2群に分け、以後6年間毎年追跡し、うつ状態の発生を比較しました。毎年の健康診断で同じ質問を繰り返し、それぞれの群でうつ状態の発生率を追ったわけです。年齢や体重、栄養状態やコーヒー摂取、アルコール摂取などを考慮しながら解

C 食生活：低コレステロール

図10 総コレステロール値が150mg/dl未満（低コレステロール群）と対照群を6年間追跡調査してうつの発症を比較したもの

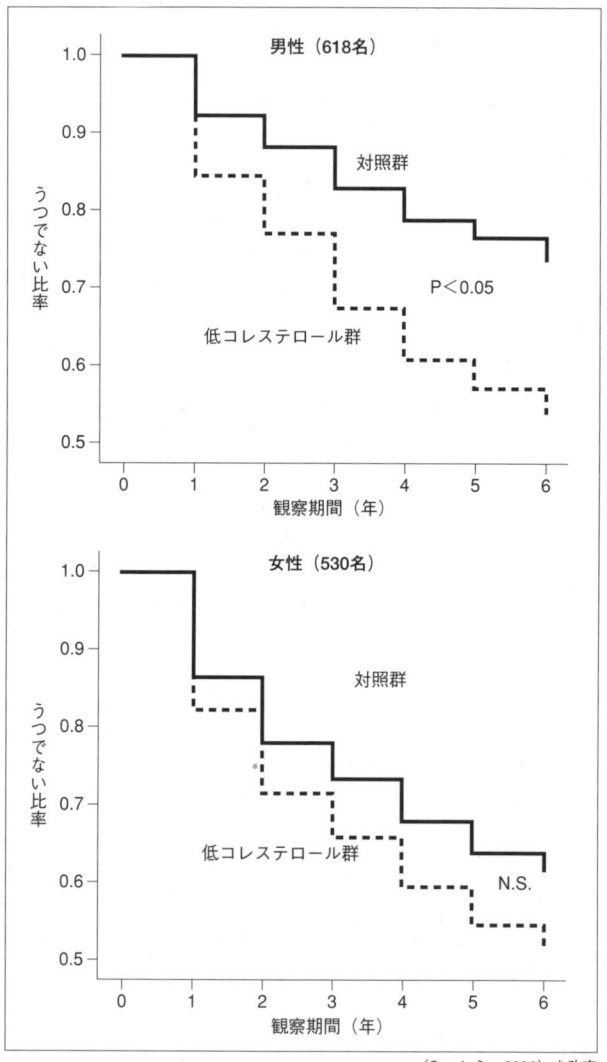

(Soedaら，2006) を改変

C 食生活：低コレステロール

析すると、図10に示すように、男性で低コレステロール群の方が対照群よりも明らかにうつ状態になりやすいことがわかりました。女性ではこのような傾向は認められませんでした。つまり、男性の方が低コレステロールの影響を蒙りやすいということになります。

それではなぜ、このようなことが生じるのでしょうか？ Engelberg（1992）は動物実験のデータを駆使して「血中コレステロール値が低いと神経細胞膜の重要な構成成分であるコレステロール値も低下する。これにより、膜の粘張性が低下してセロトニンの神経伝達が阻害されて衝動性や攻撃性が亢進し、自殺が増加する」という仮説を発表しました。もっとわかりやすく説明するために、まずは、脳の細胞から細胞へセロトニンという化学物質がうまく伝わって精神的に安定するということを前提としてご理解ください。そして、セロトニンという球を受け取る側にキャッチャー（セロトニン受容体）がいると想像してください。コレステロールが低いと地面がぬかるんでキャッチャーの足元がグラグラしている状態です。他の細胞からセロトニンという球が

C　食生活：低コレステロール

やってきても、このような状態ではキャッチャーがうまくセロトニンをつかまえることができません。このように、コレステロール値が低いとセロトニンをつかまえるキャッチャーがうまく働けないという仮説なのです。

　私どもは、30名の正常被験者の方々にこのセロトニン受容体を刺激する薬物（meta-chlorophenylpiperazine：m-CPP）を飲んでいただき、血液中に分泌されるホルモンの量から受容体の機能を推定する方法を用いました（Teraoら, 1997, 2000）。図11に示すように、m-CPP負荷時とプラセボ負荷時のコルチゾール分泌反応間には男女ともに差が生じています。この差がセロトニン受容体の機能を反映していると考えられます。そこで、この差を縦軸にとって、総コレステロール値を横軸にとりました。図12に示すように、男性でコレステロール値が低くなるとセロトニン受容体の機能が低下することが確認できました。しかし、女性ではこのような傾向はありませんでした。この結果は、低コレステロールが男性に影響を与え、女性には影響を与えないという点で図10の結果ともよく合致して

図11 セロトニン受容体を刺激するm-CPP負荷時とプラセボ負荷時のコルチゾール分泌反応の差

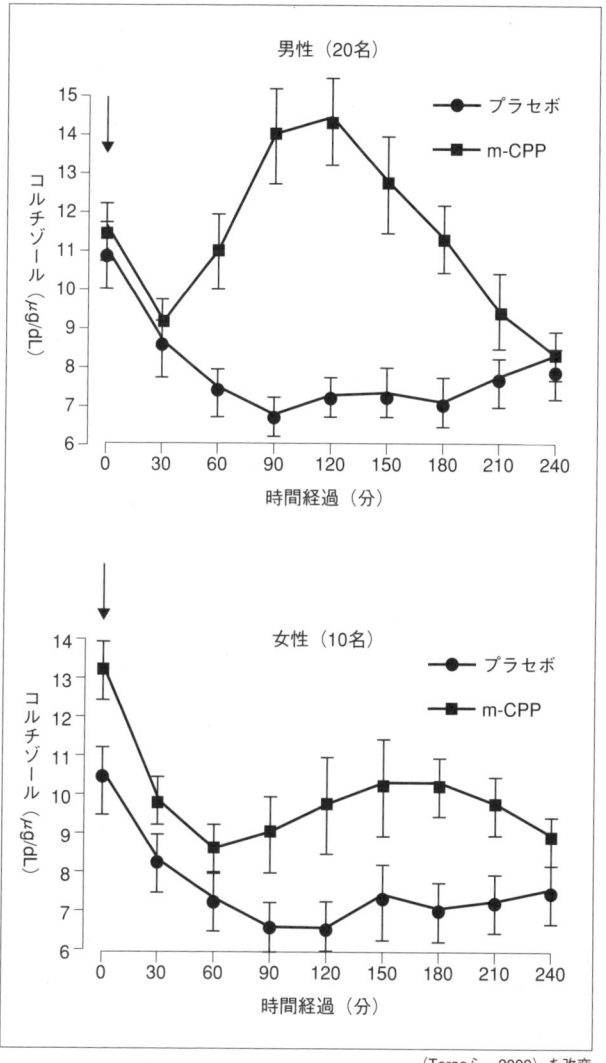

(Teraoら，2000)を改変

C 食生活：低コレステロール

C 食生活：低コレステロール

図12　セロトニン受容体機能と総コレステロール

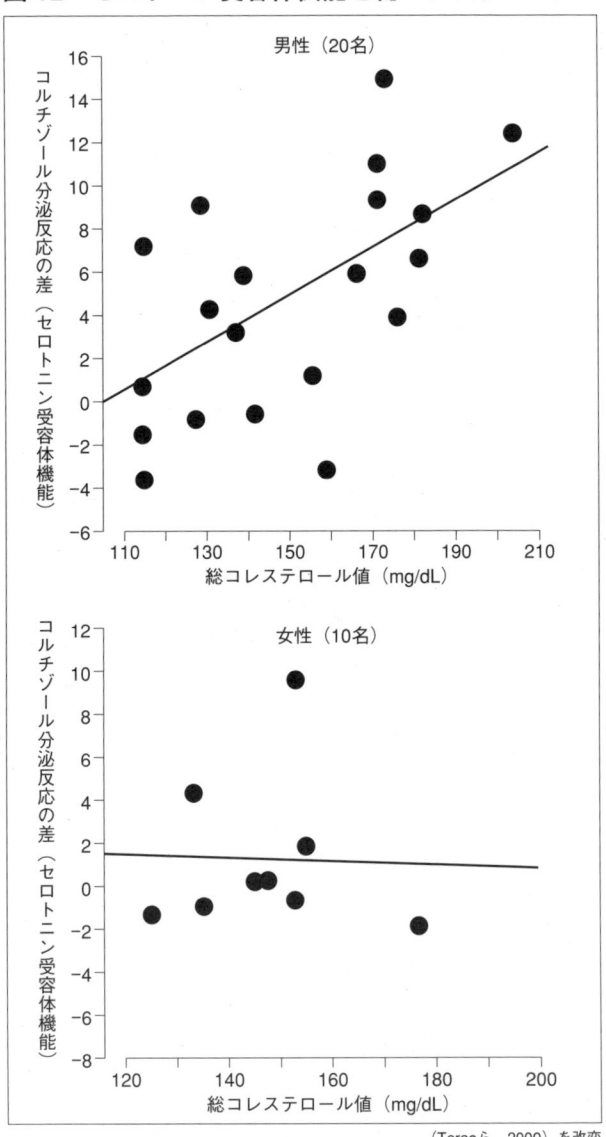

男性（20名）

縦軸：コルチゾール分泌反応の差（セロトニン受容体機能）
横軸：総コレステロール値（mg/dL）

女性（10名）

縦軸：コルチゾール分泌反応の差（セロトニン受容体機能）
横軸：総コレステロール値（mg/dL）

(Teraoら，2000) を改変

C 食生活：低コレステロール

います。女性では、コレステロールよりも他の要因（女性ホルモン？）の作用が強く影響するのかもしれません。

以上から、とくに男性ではコレステロールの低い状態が続くことは精神的に良くないと言えるでしょう。もちろん、コレステロールのみが精神を支配するわけではなく、他の物質や心理的ストレス、仕事上の負荷や家庭内状況、性格や遺伝負因などさまざまな要因が影響していると考えられます。私どもの研究からは、女性では、コレステロール以外の要因の影響が強いといえるでしょう。しかし、男性では、コレステロール値の低い状態が続くことにより、精神健康（メンタルヘルス）上の弱さが露呈すると考えられます。

この考え方が正しいとすれば、たとえば健康診断でコレステロールが低すぎる人に対してはむしろコレステロールを上げるように指導するのが望ましいということになるでしょう。さらに、うつ病の患者さんに対してもコレステロールが低すぎる患者さんに、コレステロールを上げるように指導することが、早くうつを良くすることにつながるかもしれませ

C 食生活：低コレステロール

ん。しかし、このような方面での検討はほとんどなされておらず、今後研究を重ねる必要があります。さらに注意すべきことは、コレステロール値は高ければ高いほど良いわけではなく、心筋梗塞を起こさないためには必要以上に上げないことです。「コレステロール値は高すぎると心臓に悪く、低すぎると心（こころ）に悪い」と言えそうです。

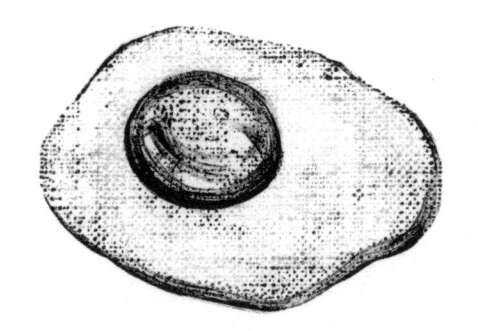

C 食生活：低コレステロール

(健診医から)

　コレステロール値が低すぎる場合、何らかの身体疾患が原因のこともありますので、まずは医師に相談してください。可能性は低いと思いますが、たとえば癌が潜んでいて、「癌によるコレステロール低値」と「癌によるうつ病」という2つの図式から見かけ上「コレステロール低値とうつ病」が結びつく場合もありうるからです。このような身体疾患が確認されない場合は、現状では、低コレステロールに対しては何もせずに経過観察することが多いです。低いコレステロールを高くしたほうが心身の健康に良いのかどうかは、まだ確定的な結論は出ていないからです。ただし、コレステロールが脳の働きに重要であることを考えると、メンタルヘルスが悪化しやすいタイプの人（たとえば、ちょっとしたストレスによって気分の落ち込みや不安・イライラを生じやすい人や、自分自身または家族がうつ病にかかったことのある人など）では、コレステロール値が低すぎる場合は、食事の量やバランスに偏りがないか見直してみましょう。

C 食生活：低コレステロール

　一方、血清コレステロール値が高いと指摘された場合は、動脈硬化に注意しなければなりませんが、食餌療法や薬物療法によって下げるべきかどうかは、医師に相談してください。年齢や性別、善玉といわれる HDL-コレステロールの値、悪玉といわれる LDL-コレステロールの値、糖尿病や高血圧があるか、喫煙するか、両親が心筋梗塞や狭心症にかかったことがあるかなどの諸条件により治療の必要性とその方法は判断されます。

D　運動習慣

　私事で恐縮ですが、ここ2年間毎週2,3日程度プールに通っています。わずか25mのプールをクロールでゆっくりと6往復し、泳ぐ距離は1日あたり300m程度です。たいした距離ではありませんが、泳いだ後には仕事で疲れた頭がスッキリして、運動の精神作用を実感しています。

　一般人口を対象として、このような作用を検討した報告があります。たとえばHassménら（2000）は、25～64歳の3,403名（女性1,856名、男性1,547名）を対象に、「あなたは、少なくとも軽く息切れしたり汗をかく程度の運動を20～30分行うことがどのくらいありますか？」という質問と、その回答（毎日、週に2,3回、週に1回、月に2,3回、年に数回）を設定し、合わせて心理テストも行いました。その結果、男女ともに週に2,3回運動をする人がもっとも多く、その次が週に1回の運動でした。

D 運動習慣

週に少なくとも2, 3回運動する方は、そうでない方と比べて有意にうつ、怒り、疑い深さやストレスの自覚などが少なかったと報告されています。

また、Goodwin（2003）は15～54歳の5,877名を対象に運動の頻度を4段階（規則的、時おり、まれ、全然）で聴取し、構造化面接により精神科診断を行いました。規則的に運動を行っている人は3,707名（60.3％）で、それ以外の人と比較すると、有意に男性が多く、教育歴が短かったのでした。規則的に運動を行っている群とそれ以外の群の精神疾患の有病率を性や教育歴などで補正しながら比較すると、規則的に運動を行っている群の方が大うつ病性障害、パニック障害、社会恐怖、特定の恐怖症、広場恐怖が有意に少ないことがわかりました。他方、双極性障害、気分変調性障害、全般性不安障害、アルコール依存症、物質依存症にはそのような差は認められませんでした。

さて、以上のような横断的な調査では、運動をすることによりうつや不安が減ったのか、うつや不安のために運動が出来なかったのか、あるいは人格やライフイベントなどが交絡因子となって見かけ上の

D 運動習慣

相関を作り出しているのかは不明です。Dunnら（2005）は、軽度から中等度の大うつ病性障害患者80名を対象に運動の効果を検討しました。まず先行研究によって、中等度の運動を少なくとも1日30分、1週間に150〜210分行うことが身体的健康に良いことがわかっておりましたので、これに匹敵するような運動量をPublic Health Dose（PHD）として、具体的に17.5 kcal/kg/weekと定義しました。たとえば、体重70kgの人であれば、1週間に70×17.5=1,225 kcalを消費することになります。これは、中等度の運動を1週間に180分行う運動量に匹敵します。他方、この半分以下の運動量をLow Dose（LD）として、具体的に7 kcal/kg/weekと定義しました。たとえば、体重70 kgの人だと、1週間に70×7=490 kcalを消費することになります。これは、中等度の運動を1週間に80分行う運動量に匹敵します。

このような前提のもとに、PHDを週3回に分けて行う群、PHDを週5回に分けて行う群、LDを週3回に分けて行う群、LDを週5回に分けて行う群、そして15分〜20分のストレッチのみを週3回行う

D 運動習慣

対照群の計5群を設定しました。そして、80名の患者を無作為にこの5群へ割付け、ハミルトンの抑うつ状態評価尺度で毎週評価しながら12週間、経過を観察しました。ちなみに、抗うつ薬の投与などはまったく行っておりません。その結果、表1に示すように、LD週3回群、PHD週3回群、PHD週5回群が対照群と比べて最終観察時にハミルトンの評価点が有意に低くなりました。また、運動群には反応率や寛解率も40％前後にまで至った群もありました。次に、5群を対照群、LD群、PHD群の3群に大別して比較すると、図13に示すようにPHD群が最も効果があり、対照群とLD群の間には差を認めませんでした。さらに、5群を対照群、週3回

表1

群	人数	ハミルトンの評価点 Mean (SD)	反応率	寛解率
LD/3	16	11.7 (5.8)*	38%	25%
LD/5	18	12.8 (5.0)	6%	11%
PHD/3	17	9.0 (3.6)*	41%	41%
PHD/5	16	10.0 (5.5)*	44%	31%
対照群	13	14.0 (4.9)	23%	15%
全体	80	11.4 (5.2)	30%	25%

＊：対照群と比べて有意差あり（$p<0.05$） 　　（Dunnら、2005）を改変
反応率：ハミルトンの評価点で50％以上の改善あり
寛解率：ハミルトンの評価点で7点以下

図13　運動量と抗うつ効果の関連

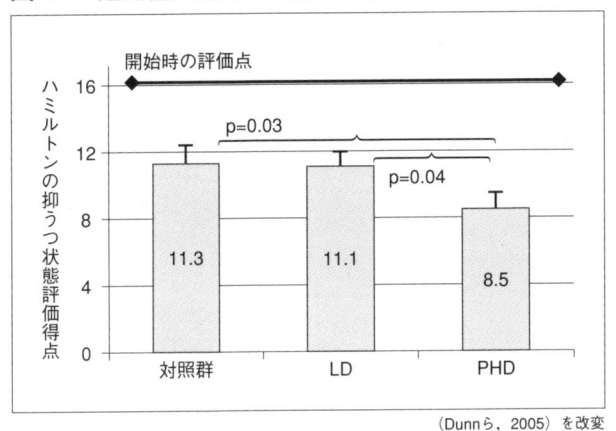

（Dunnら、2005）を改変

　群、週5回群の3群に大別して比較すると、図14に示すように3群間には差を認めませんでした。

　Stathopoulouら（2006）は、うつ病に対する運動の効果を検討した研究の中で、対照群（ウエイトリストに載せるだけ、もしくは健康教育や軽い運動など）を設定した11の研究をメタ解析にかけました。これらの研究では種々の運動が行われておりました。おおむね、1回あたり20〜45分の運動を週に2〜4回行うというものでした。メタ解析の結果、図15に示すように、11の研究全体として運動のうつ病に対する治療効果すなわち抗うつ効果が確認さ

D　運動習慣

D 運動習慣

図14 運動回数と抗うつ効果の関連

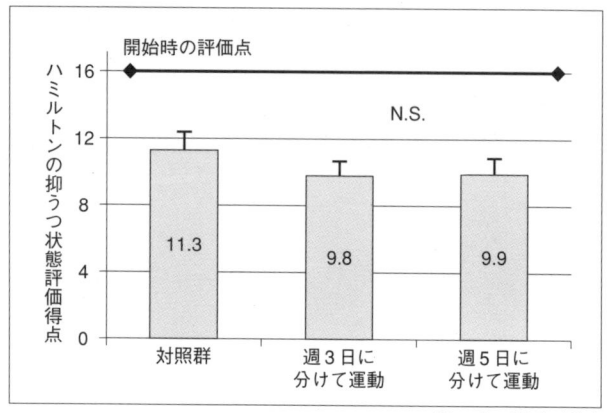

縦軸：ハミルトンの抑うつ状態評価得点
開始時の評価点：16
N.S.

- 対照群：11.3
- 週3日に分けて運動：9.8
- 週5日に分けて運動：9.9

（Dunnら，2005）を改変

図15 うつ病に対する運動の効果を検証した研究のメタ解析

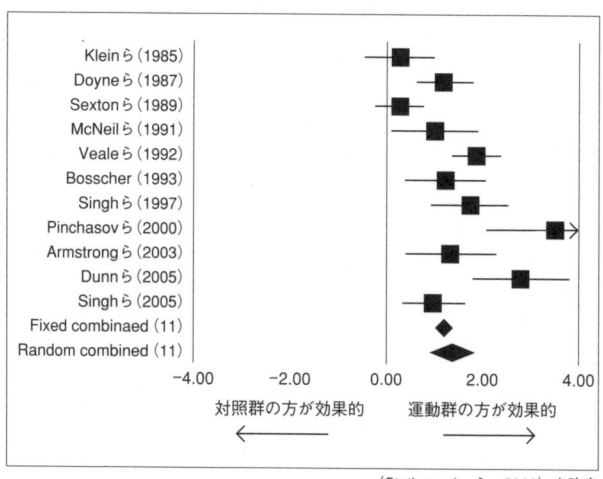

- Kleinら（1985）
- Doyneら（1987）
- Sextonら（1989）
- McNeilら（1991）
- Vealeら（1992）
- Bosscher（1993）
- Singhら（1997）
- Pinchasovら（2000）
- Armstrongら（2003）
- Dunnら（2005）
- Singhら（2005）
- Fixed combinaed (11)
- Random combined (11)

横軸：-4.00　-2.00　0.00　2.00　4.00
←対照群の方が効果的　運動群の方が効果的→

（Stathopoulouら，2006）を改変

D 運動習慣

れました。現在、うつ病治療の中心は抗うつ薬の投与ですが、比較的うつ病が軽度で運動の出来る患者さんに対して、まずは運動療法で治療する、そしてうまくいかない場合に抗うつ薬治療を追加する方法が考えられるかもしれません。逆に、抗うつ薬だけではなかなかうまくいかない場合に、運動療法を追加するということも可能性としてはありうると思います。実際には以前から、病棟のうつ病患者を対象として、リクリエーション目的で運動をしていただくことがありましたが、治療の手段として見直すことが出来る可能性もあるのです。

今までは、おもにうつ病に対する運動の効果について紹介してきましたが、次に、認知症に対する予防効果を紹介したいと思います。Abbotら（2004）は、71〜93歳の健常男性2,257名を1日の歩行距離によって0.25 mile（400 m）未満の群（600名）、0.25〜1.0 mile（400〜1600 m）の群（769名）、1.0〜2.0 mile（1600〜3200 m）の群（433名）、2.0 mile（3200 m）よりも長い群の4群へ分け、数年間経過を観察しました。4群の年齢や教育レベル、観察開始時の認知機能や合併疾患などに有意差はあり

D 運動習慣

ませんでした。経過観察中に、158名の認知症が発症しました。2 mile よりも長く歩行した群と比べると、0.25 mile 未満の群は1.8倍認知症のリスクが高まりました。したがって、歩行することによって認知症の発症率が低下することがわかります。

女性においても、歩行が認知症予防に役立つことが示されています（Weuveら, 2004）。歩行に限らず、さまざまな運動と認知症予防の関連も検討されています。Larsonら（2006）は、65歳以上の認知機能検査高得点者1,740名を対象に2年ごとに平均6.2年間経過を観察し、歩行に限らずいろいろな運動を少なくとも15分以上週に何回行うかということと認知症発症の関連を調査しました。その結果、全体として158名の認知症が発症し、週に3回以上運動をする群の方がそうでない群よりも有意に認知症の発症が少ない結果となりました。したがって、歩行以外の運動でも認知症の予防効果があると考えられます。

うつ病にしても、認知症にしても、運動がどのように脳に影響を与えることにより、効果がみられるのでしょうか？　この機序はいまだ十分には解明さ

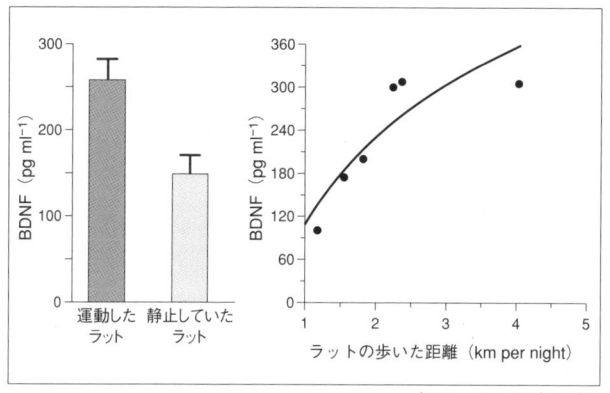

図16　運動はBDNFを増加させる

（Cotmanら、2002）を改変

れていませんが、最近注目をあびている運動の作用としては、やはりBDNFを増やす効果が挙げられます。図16は、動物実験のデータですが、ラットの歩行距離が増すほどBDNFが増加することがわかります（Cotmanら、2002）。BDNFが増えることで、神経細胞の機能や可塑性が回復し、気分や記憶が改善する可能性があります。運動は、細胞新生を促すことも知られています。

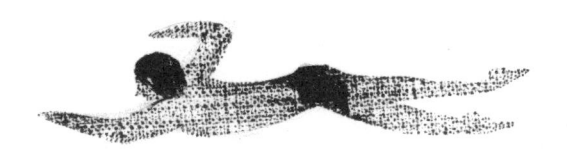

D 運動習慣

(健診医から)

　運動が、身体的健康にもメンタルヘルスにも良い効果をもたらすことは確かなようです。実際には、平成16年国民健康・栄養調査報告によると30歳代の方々が男女ともに運動習慣がもっとも少ないことが判明しています。したがって、この年代の方々はとくに運動を心がける必要があるでしょう。運動の種類に関しては、ウォーキング・水泳・サイクリングなどを勧めることが多いですが、ご本人が楽しいと思えることを長期間続けることがもっとも大事でしょう。

　ちなみに散歩を30分すれば84 kcal、80 m/分のウォーキング30分で134 kcal、サイクリング30分で144 kcal、階段昇降10分で60 kcal、平泳ぎ10分で118 kcalを消費しますので参考にして下さい（体重60 kgの場合）。

　忙しく、運動のためのまとまった時間が取れなくても、毎日の生活の中で体を動かすよう工夫している方もおられます。ひとつ手前のバス停で降りて歩くとかエレベーターを使わないという工夫は、よく

D 運動習慣

耳にします。職場でも昼休みにワイシャツからTシャツに着替えて階段をのぼりおりしている方を見かけます。いずれにせよ、自分にあった長続きする方法が一番だと思います。

習慣的な運動はメンタルヘルスの維持増進に役立つという一方、メンタルヘルスがある程度良好でないと運動を習慣化するのは困難かもしれません。うつ病で休職していた方が職場に復帰する際に、何か軽い運動を習慣的にやっているかどうかは、タイミングを判断する目安のひとつになると考えます。うつ病が回復して職場に復帰したいという意欲が高まると体力づくりのためにウォーキングなどの運動を始めてみることがよくあります。運動を試みて疲労感が強く長続きしないようであれば、復帰するにはまだ早く、休養を延長した方がよいですし、無理なく運動を習慣的に行えるようであれば復帰のタイミングが近づいていると判断する材料のひとつになるのではないでしょうか。

運動中の事故を避けるために、あらかじめ虚血性心疾患や糖尿病合併症の有無などについて医師の助言を受けることと、運動の前後にストレッチ体操で

D 運動習慣

ウォーミングアップやクールダウンをすること、運動強度が強すぎないよう楽に会話ができる程度（心拍数100〜120/分）をこころがけること、体調や気候に応じて予定を変更する柔軟性を持つことが大切です。

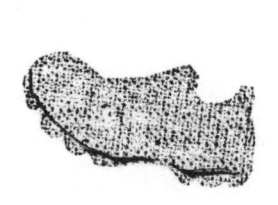

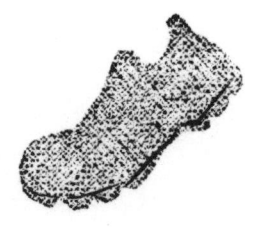

E　光を浴びる習慣

　昔から、冬にうつ病を起こす傾向の患者が存在することが知られています。このようなうつ病は、季節性感情障害（冬季うつ病）と呼ばれ、秋から冬にかけてうつ病が再発し、春に軽快することが特徴です。原因が日照量の減少にあると考えられていることから、治療は光（線）療法すなわち特殊な照明器具の前に座っていただいて一定時間、光を浴びていただくことになります。

　これを高照度光療法と呼びますが、3,000ルクス・時間（たとえば、1,500ルクスの白色光を2時間照射もしくは3,000ルクスの白色光を1時間照射）を最低4日間行うこととされています（Goldenら, 2005）。このような治療が本当に効果があるのかどうかを検討するために、最大でも300ルクスの光（赤色光や黄色光など）を照射する方法を比較対照として検討が行われています。このような

E　光を浴びる習慣

比較研究は、患者さんにも医師の側にも何が照射されているのかはっきりわかってしまいますので盲検試験ではありません。したがって、先入観が働くもとになりますから、研究の質としては若干落ちることになることは念頭に置く必要があります。

いずれにしても、冬季うつ病の患者さんを対象とした比較研究8つを統合した結果を図17に示します（Goldenら, 2005）。有意差を認めた研究が6つあり、全体としても有意に高照度光療法が効果のあ

図17　冬季うつ病に対する高照度光療法の効果を検討した研究のメタ解析

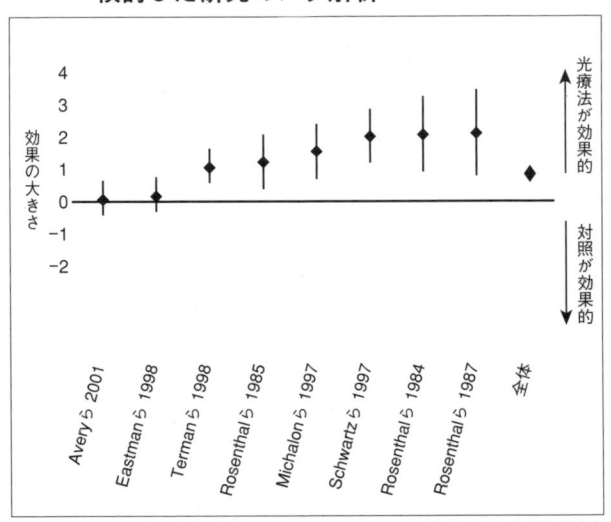

（Goldenら，2005）を改変

ったことがわかります。

冬季うつ病ではなく、通常のうつ病に対する効果を検討した比較研究も3つあります。図18に示すように、ここでも有意な効果があることがわかりますが、その効果の大きさは冬季うつ病に対する効果と比べると小さなものでした（Goldenら, 2005）。

さて、1998年から本邦においては自殺者が年間30,000人を突破し、社会的にも深刻な状態が続いています。世界の中で、本邦は自殺率の高い国に属し、

図18　通常のうつ病に対する高照度光療法の効果を検討した研究のメタ解析

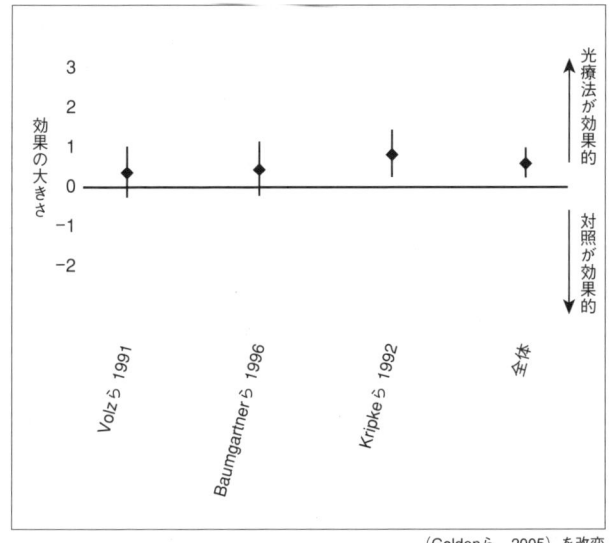

（Goldenら、2005）を改変

E 光を浴びる習慣

緯度が高くなるほど自殺率が高い傾向にあります。そこで、私どもは47都道府県の緯度、経度と、都道府県別の自殺率、年間平均気温、年間総日照時間、および経済的要因として、年間平均所得や年間平均失業率を調査し、自殺率とそれぞれの要因の関連を検討しました。その結果、年間総日照時間が少ないほど自殺率が有意に上昇することが判明しました(Terao ら, 2002)。

E 光を浴びる習慣

(健診医から)

　日照量の減少が、冬季うつ病や自殺と関連している可能性が知られています。さて、日常生活において、どの程度の光を浴びればうつ病や自殺の予防に役立つのかは現時点では明らかではありません。しかし、天気の良い日には外で日向ぼっこをしたり、室内では「節電を徹底して廊下を真っ暗にする」のではなく、ある程度の明るさを維持する方が、精神的には良さそうに思えます。

JCLS 88002-497

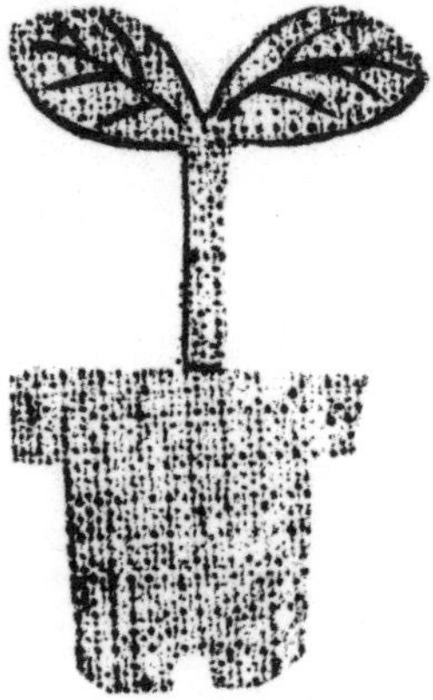

F　睡眠習慣

　うつ病の症状として、不眠が生じることは広く知られていますが、その逆に、不眠からうつ病が生じる可能性もあります。たとえば、米国の名門大学であるジョンス・ホプキンス大学医学部での息の長い縦断的調査があります（Changら，1997）。この医学部に1948年から1964年にかけて在籍した学生のうち、在学中に睡眠習慣に関する調査を行いました。このデータが得られなかった学生、女子学生、在学中にうつ病に罹患もしくは自殺した学生、卒業後に消息のつかめない学生を除いた1,053名を5年おきに最長で45年間（中央値34年）追跡したところ、1993年の時点で生存者は941名、その平均年齢は62.6歳でした。101名がそれまでにうつ病の時期があったと答え、その発症年齢の中央値は47歳でした。そのうち87名が抗うつ薬や専門的な治療を受けたと答えました。さらに、13名が自殺を完遂し

F 睡眠習慣

ました。さてこのようなデータをもとに解析すると、学生時代に不眠もしくはストレスがかかった時の寝つきの悪さを訴えていた者は、そのような訴えのなかった学生と比較して、卒業後に2倍近くうつ病に罹患したことが判明しました。**図19**は追跡調査の結果を示しています。

　ジョンス・ホプキンス大学医学部の学生という特殊な人たちでなくとも、一般人口において、ある時点で不眠を訴えた方は、そうでない方と比較して有意にうつ病になりやすいという報告があります。たとえば、7,954人の一般住民を初回とその1年後に面接して精神疾患の有無を調べたところ、初回と2回目ともに不眠を訴えている方は、そうでない方と比較して、この1年間に新たにうつ病に罹患した比率が40倍近くにまで及んでいました。逆に、初回に不眠を訴えても2回目に訴えなかった方では新たなうつ病の発症が有意ではありませんでした（Ford ら, 1989）。

図19 学生時代の不眠と卒業後のうつ病発症の関連

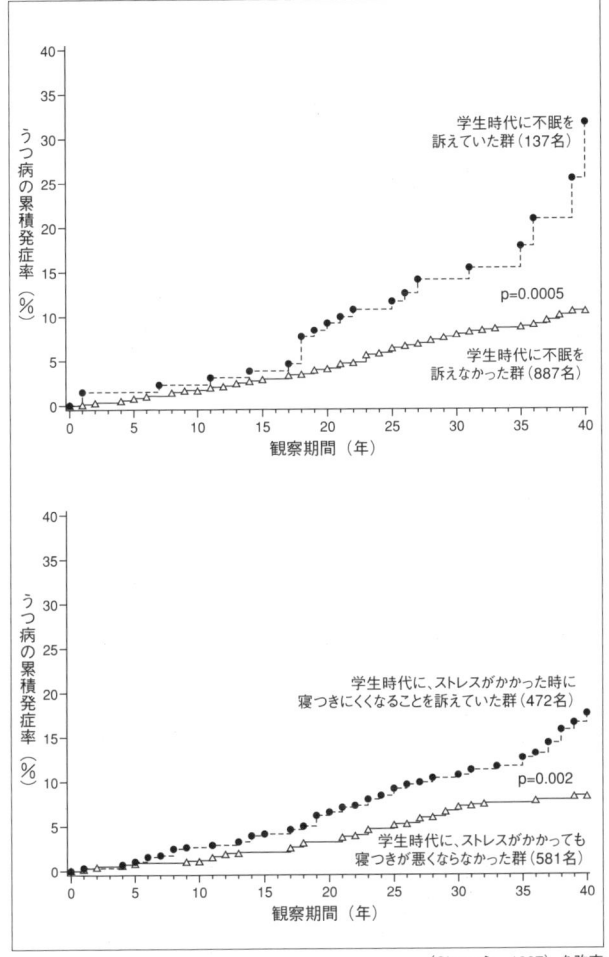

(Changら，1997) を改変

F 睡眠習慣

F　睡眠習慣

　日本においても大規模な横断的研究が行われました。図20に示すように、睡眠時間が6から8時間の場合にもっともうつの程度が低くなり、主観的な不眠の訴えが強くなるなどうつの程度が大きくなることがわかります（Kaneitaら, 2006）。

図20 日本での大規模な横断的研究（N=24,686）

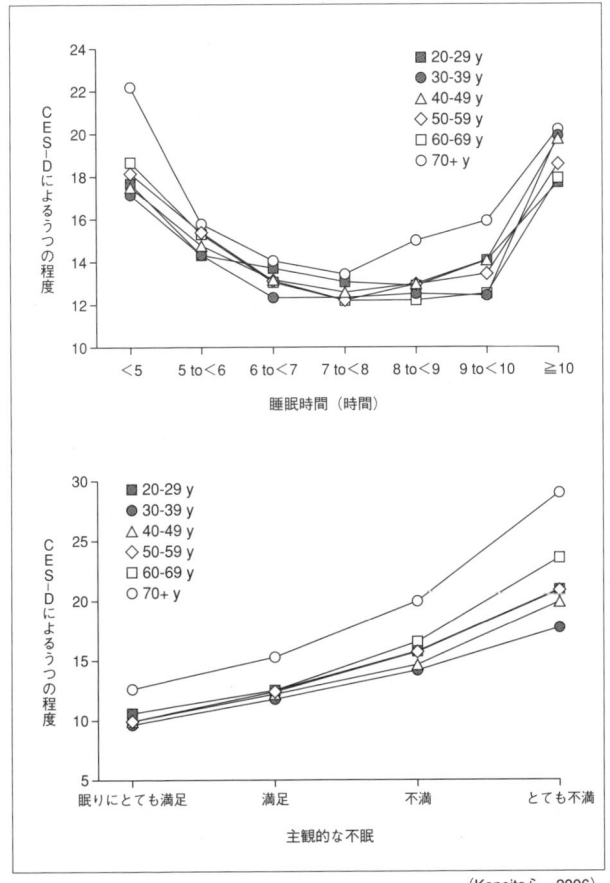

(Kaneitaら、2006)

F 睡眠習慣

F　睡眠習慣

　高齢者のうつ病に関連する危険因子を一般の住民を対象に検討した報告を収集して、メタ解析にかけた結果が報告されました（Coleら, 2003）。図21に示すように、不眠は、女性、身体障害、配偶者との死別、うつ病の既往と並んで、高齢者にうつ病をもたらす明らかな危険因子であることが判明したのでした。

図21　高齢者におけるうつ病の危険因子を検討した研究を因子ごとに検討したメタ解析

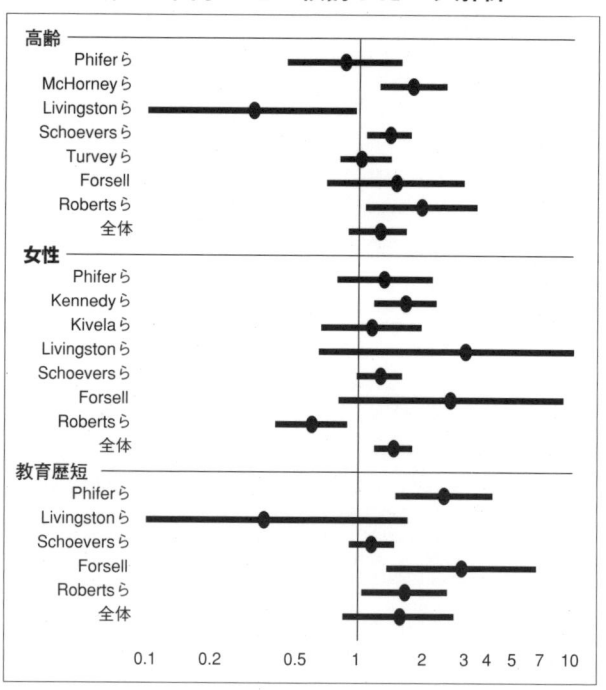

F 睡眠習慣

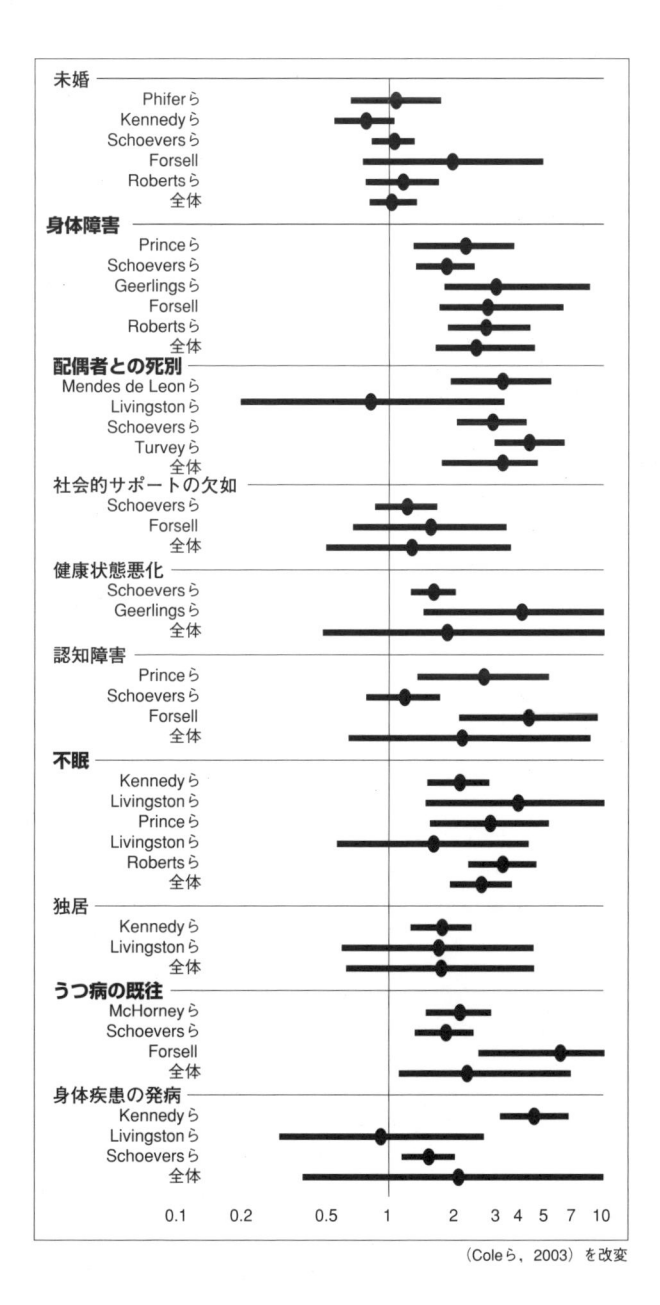

未婚
- Phiferら
- Kennedyら
- Schoeversら
- Forsell
- Robertsら
- 全体

身体障害
- Princeら
- Schoeversら
- Geerlingsら
- Forsell
- Robertsら
- 全体

配偶者との死別
- Mendes de Leonら
- Livingstonら
- Schoeversら
- Turveyら
- 全体

社会的サポートの欠如
- Schoeversら
- Forsell
- 全体

健康状態悪化
- Schoeversら
- Geerlingsら
- 全体

認知障害
- Princeら
- Schoeversら
- Forsell
- 全体

不眠
- Kennedyら
- Livingstonら
- Princeら
- Livingstonら
- Robertsら
- 全体

独居
- Kennedyら
- Livingstonら
- 全体

うつ病の既往
- McHorneyら
- Schoeversら
- Forsell
- 全体

身体疾患の発病
- Kennedyら
- Livingstonら
- Schoeversら
- 全体

0.1　0.2　0.5　1　2　3　4　5　7　10

(Coleら，2003) を改変

F 睡眠習慣

(健診医から)

　夜間の睡眠を確保するために、昼間にコーヒーや紅茶などカフェインを含有する飲み物を飲みすぎないこと、昼寝を長時間しないこと、昼間にある程度運動すること、などいくつか工夫が考えられます。

　ただし、昼寝については最近のメタ解析によると、昼寝をすると作業能率が上がることがわかりました（Driskellら、2005）。図22に示すように、作業能率に対しては4時間がもっとも効果がありますが、このような長時間昼寝をするのは現実的でなく、夜の睡眠にも影響するかもしれません。むしろ、15分の昼寝が30分、1時間にそれほど劣らない効果を示すことは注目に値します。また、倦怠感に対しては昼寝の長短により効果の差はあまりみられないようです。なお、最近10分の昼寝が20分や30分の昼寝と比べて昼寝後のすっきりとした感じや作業能率の点で優れていると報告されました（Brooksら, 2006）。この報告では5分の昼寝では効果がなかったようです。したがって昼寝をするのであれば10分〜15分くらいの時間に限って行うことが良い

図22 作業能率や倦怠感に対する昼寝の効果

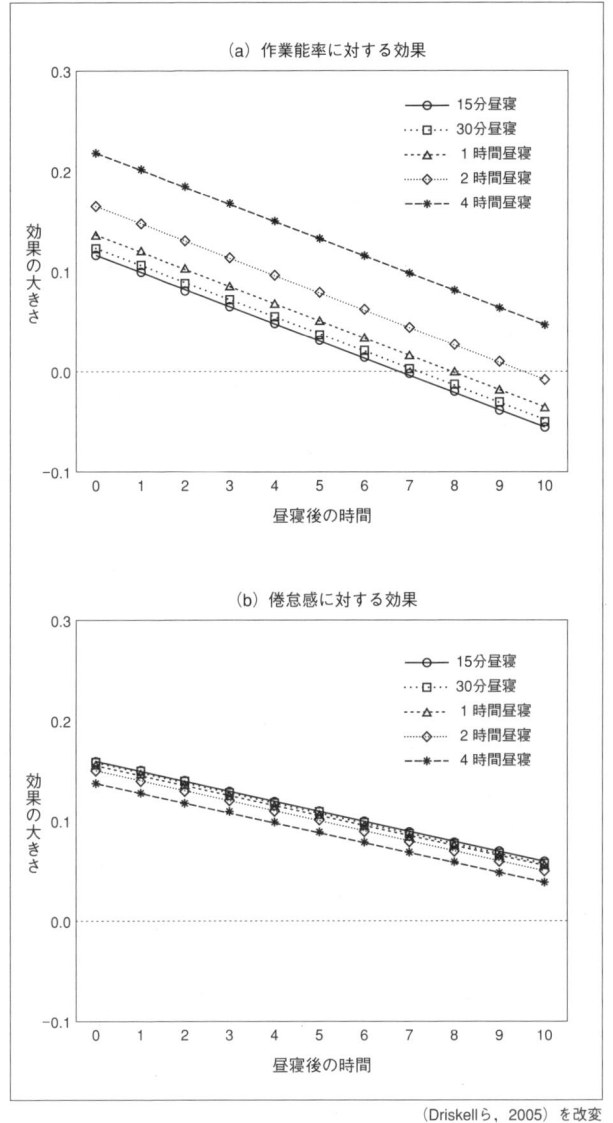

(Driskellら, 2005) を改変

F 睡眠習慣

F 睡眠習慣

ようです。

　仕事を持っている人にとって睡眠時間を規定する最大の要因は、労働時間です。従来からの目安として、時間外労働が月に80〜100時間以上の場合、睡眠時間が5〜6時間以下となってしまい、脳・心臓疾患のリスクが高まると言われています。長時間労働による過労死や健康障害を予防するため、事業者が「過重労働対策」を取ることが、2006年4月から法令で義務化されています。

　実際、産業医として月に80〜100時間以上の時間外労働をした人たちに面談やアンケートを実施すると、睡眠時間が5〜6時間以下しか取れていない人がほとんどです。短時間の睡眠でも、ぐっすりと眠れ、疲労の蓄積症状がみられないタイプの人もいますが、「仕事のことが気になり、なかなか寝つけない」、「仕事の夢を見る」、「途中で目が醒め仕事のことを考えてしまう」など睡眠の質の低下を訴え、疲労の蓄積や抑うつ傾向がみられるタイプの人もいます。

　ストレスによる寝つきの悪さとうつ病のなりやすさに関連があるとすれば、ストレスにより寝つきが

F 睡眠習慣

悪くなるタイプの人は長時間労働により睡眠時間が短くなるだけでなくこれがストレスとして作用すれば、睡眠の質も低下し、うつ病になるリスクが高まるとも考えられます。職場のメンタルヘルスを悪化させないために、事業者は、睡眠時間や睡眠の質に影響をおよぼすような長時間労働をできるだけ減らすことを考えていただきたいと思います。

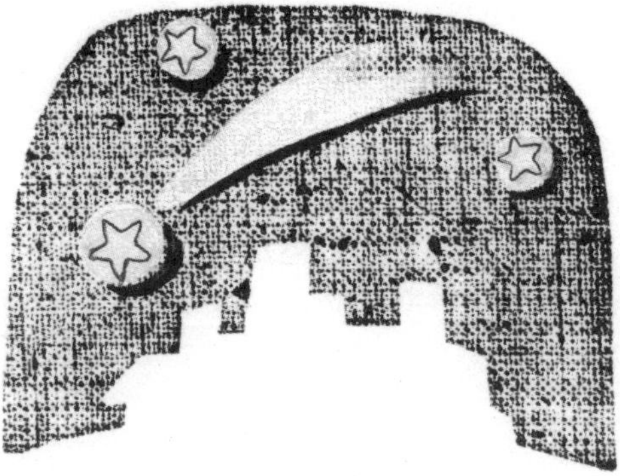

G 職場の習慣：仕事の満足度と人間関係

職場の問題は直接的には生活習慣ではありませんが、1日の大半を過ごす場所が職場であることを考えれば、そこでの行動や認知は広い意味での生活習慣として捉えることが出来るかもしれません。ここで、まず取り上げるのは仕事の満足度です。これが満たされないと、メンタルヘルスに悪い影響が出て来ることは予想されることです。実際に最近のメタ解析で、仕事の満足度が低いと、燃え尽き、自尊心の低下、うつ、不安が生じると報告されています。それでは、仕事の満足度を上げるにはどのようにすれば良いのでしょうか？ 仕事の満足度は、以下の5つの要因から規定されるという意見があります（Faragher ら, 2005）。

1) その仕事を面白いと思うか
2) 上司や同僚と良い関係が維持できるか
3) 高い収入が得られるか

4) 仕事に対する裁量権（コントロール）があるか
5) キャリア・アップの機会があるか

　このうち、2）と4）は以前からKarasekら（1981）が職場のストレスを減らすために、上司や同僚のサポートや仕事に対する裁量権（自由度）が重要と指摘していたことと共通しています。図23

図23　職場のストレスを規定する要因

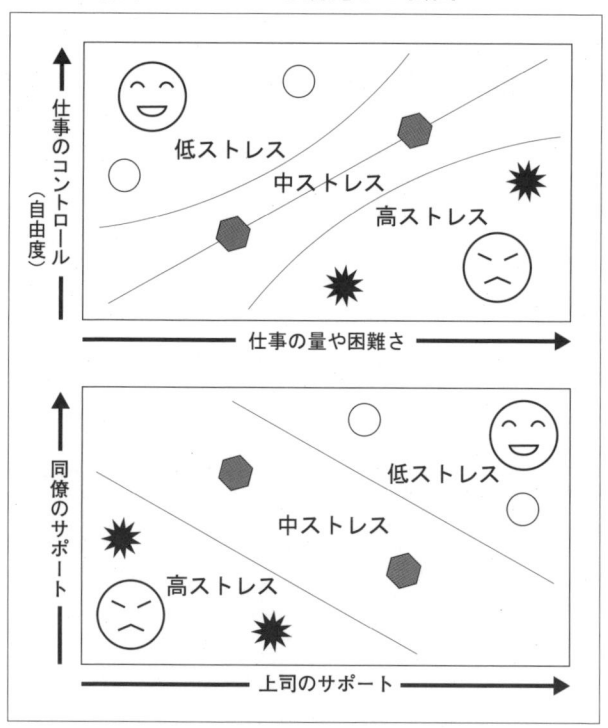

G　職場の習慣：仕事の満足度と人間関係

に示すように、仕事の量や困難さが増えるほどストレスが大きくなり、仕事のコントロール（自由度もしくは裁量権：上からの指示によらずに、どの程度自由に仕事が出来るかということ）が増えるほどストレスは小さくなります。すなわち、仕事の量や困難さが小さく自由度が大きい職場が低ストレスで、仕事の量や困難さが大きく自由度が小さい職場が高ストレス、それ以外は中ストレスと推定されます。もうひとつは、周囲のサポートですが、上司からのものであれ、同僚からのものであれ、サポートが大きくなるほどストレスは小さくなると推定されます。このような点からの改善を行うことで、直接的に職場のストレスが軽減し、間接的には仕事の満足度が向上し、両者が相俟ってうつ病の予防につながることが期待されます。

G 職場の習慣：仕事の満足度と人間関係

(健診医から)

　ここ数年来の労災認定の流れからも明らかなように、メンタルヘルスの不調が生じたときに以前はそれを個人的な要因（業務外要因）に帰することが多かったのですが、最近では職場の問題（業務上要因）として捉えることが多くなりました。仕事の満足度を決定する要因についても、上司や同僚と良い関係が維持できるか、仕事に対する裁量権（コントロール）があるか、などは直接職場の人間関係と結びついていると考えられます。この満足度が維持できるように配慮することが、メンタルヘルスの維持・増進につながるかもしれません。

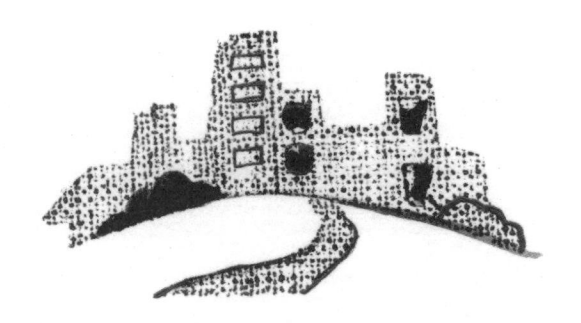

H　おわりに

　食習慣、運動習慣、光を浴びる習慣、睡眠習慣そして職場の人間関係という広い意味での習慣に焦点をあててメンタルヘルスとの関係を説明しました。本稿が、メンタルヘルスに関して新しい切り口を提供できることを願っております。また、今回取り上げることの出来なかった生活習慣の影響に関しては、いずれ別の機会にご紹介しようと思います。読者の皆様にとってこの本が日々の診療の幅を広げることに少しでもお役に立つのであれば望外の喜びです。

　最後になりましたが、私どもに生活習慣とメンタルヘルスの視点を最初に指導していただいた産業医科大学名誉教授（初代精神科教授）の阿部和彦先生に深謝いたします。新興医学出版社の服部秀夫氏と林峰子氏には、今回もまったく自由に執筆させていただき感謝の念に耐えません。装丁とさし絵は溝上

義則画伯によるもので、この場を借りてお礼申し上げます。

付　録

I　うつ病の病態生理に関する最近の考え方

　うつ病の病態生理に関しては、以前から、セロトニンやノルアドレナリンなどのモノアミンが低下することがうつ病の発症に関与するというモノアミン仮説がありました。ところが、抗うつ薬を投与するとすぐにモノアミンの再取り込みが阻害されシナプス間隙には数時間でモノアミンがたまってくるのに対し、実際の抗うつ効果は2, 3週間経過しないとはっきり出てこないことが説明できませんでした。そこで、モノアミン仮説に代えてモノアミン受容体仮説が提唱されました。この仮説では、セロトニン受容体やノルアドレナリン受容体などのモノアミン受容体が多すぎることがうつ病の発症に関与していると考えます。抗うつ薬を投与してシナプス間隙にモノアミンをためることでモノアミン受容体への結合

付録

を増やし、その結果、モノアミン受容体が減ること（down regulation）が時間的にも抗うつ効果の発現時期とも一致するために一時期有力視されたものです。ところが、その後、細胞内情報伝達系に研究の興味が移り、最近もっとも有力視されている仮説はBrain-derived Neurotrophic Factor（BDNF）仮説となっています。

　BDNFは脳由来の神経栄養因子で、その機能は神経の成長、分化、シナプスの可塑性、神経修復や生存に関与していると報告されています。ここ数年来、うつ病で自殺された方の脳では海馬や前頭皮質のBDNFが減少していた、うつ病患者は健常者と比較して血中BDNFが低下している、血中BDNF濃度が低いほどうつ病の重症が増す、抗うつ薬投与により血中BDNF濃度は高くなり抗うつ効果と相関するなど、BDNFとうつ病の関連を示唆する報告が増えています。

　うつ病の発症には脳細胞の栄養分であるBDNFの減少も関与しており、抗うつ薬を投与すると、モノアミンが増え受容体を介して細胞内情報伝達系を賦活し、最終的にはBDNFの遺伝子を刺激するこ

とで、BDNFの合成が促進されることが抗うつ効果につながるという考え方がBDNF仮説です。これは従来のモノアミン仮説やモノアミン受容体仮説を完全に否定するものではなく、BDNFの合成が促進されるまでに、まずはモノアミンの増加があって、モノアミン受容体のdown regulationも伴いながらも細胞内情報伝達系が賦活されてBDNF産生につながるという具合に、今までの仮説も含め、包括的に説明しています。増えたBDNFは自分自身のみならず隣接した細胞へTrkB（トラックB）受容体を介して作用します。これにより脳細胞がお互いに神経機能を回復しつつシナプスも維持できるというわけです。気分の維持には、前頭前野、基底核、扁桃核、海馬、視床などから構成される神経回路がその機能を維持することが重要とされていますが、BDNFはこの神経回路の機能を維持するための栄養分と考えられます。

　BDNFを増やすものとして、抗うつ薬、気分安定薬、一部の非定型抗精神病薬の他に、オメガ3脂肪酸や運動なども報告されています。

Ⅱ メタ解析に関して

　ある臨床的疑問に関する過去の研究結果を網羅的に集め、それらの結果を量的に統合し、研究全体としての結論を導き出そうとするものです。この研究とあの研究とでは同じことをしているのに言っていることがまったく違うとか、それぞれの研究ではサンプル数が少なすぎる、などという時などに有効なデザインです。

　対象とする研究が無作為割付・比較対照試験 randomized controlled trials（RCTs）など信頼性の高いものであれば、得られる結果もより信頼性の高いものとなります。メタ解析はそこで新たな研究を行うわけではなく、すでに存在する研究を収集し、それぞれの RCT が導き出したさまざまな結論を統合して全体としての結果を出すということです。

　メタ解析の図の読み方には、大きく2通りあります。薬物、プラセボ間の比較が反応者、非反応者の比率の「比」で表現されている場合には、差がないということが「1」に該当します。したがって、各 RCTs の結果を統合した結果（一番下に出てくるも

の）が、「1」のラインを含んでいれば有意差がないことになります。含んでなければ、有意差ありです。

　反応の程度の「差」で比較された場合には、差がないことは「0」に該当するので、統合結果が「0」のラインを含んでいれば有意差がないことになります。含んでなければ、有意差ありです。

付録

文　献

Parker G, Gibson NA, Brotchie H, et al. Omega-3 fatty acids and mood disorders. Am J Psychiatry, 163 : 969–978, 2006.

McNamara RK, Carlson SE. Role of omega-3 fatty acids in brain development and function : potential implications for the pathogenesis and prevention of psychopathology. Prostagland Leukot Med, 75 : 329–349, 2006.

Hibbeln JR. Seafood consumption, the DHA content of mothers' milk and prevalence rates of postpartum depression : a cross-national, ecological analysis. J Affect Disord, 69 : 15–29, 2002.

Timonen M, Horrobin D, Jokelainen J, et al. Fish consumption and depression : the Northern Finland 1966 birth cohort study. J Affect Disord, 82 : 447–452, 2004.

Sublette ME, Hibbeln JR, Galfalvy H, et al. Omega-3 polysaturated essential fatty acid status as a predictor of future suicide risk. Am J Psychiatry, 163 :

1100–1102, 2006.

Nemets H, Nemets B, Apter A, et al. Omega–3 treatment of childhood depression : a controlled, doubleblind pilot study. Am J Psychiatry, 163 : 1098–1100, 2006.

Freeman MP, Hibbeln JR, Wisner KL, et al. Randomized dose-ranging pilot trial of omega–3 fatty acids for postpartum depression. Acta Psychiatr Scand, 113 : 31–35, 2006.

Nemets B, Stahl Z, Belmaker RH. Addition of omega–3 fatty acid to maintenance medication treatment for recurrent unipolar depressive disorder. Am J Psychiatry, 159 : 477–479, 2002.

Marangell LB, Martinez JM, Zboyan HA, et al. A double–blind, placebo-controlled study of the omega–3 fatty acid docosahexaenoic acid in the treatment of major depression. Am J Psychiatry, 160 : 996–998, 2003.

Freeman MP, Hibbeln JR, Wisner KL, et al. Omega–3 fatty acids : evidence basis for treatment and future research in psychiatry. J Clin Psychiatry, 67

: 1954-1967, 2006.

Yokoyama M, Origasa H, Matsuzaki M, et al. Effects of eicosapentanoic acid on major coronary events in hypercholesterolaemic patients (JELIS): a randomized open-label, blinded endpoint analysis. Lancet, 369: 1090-1098, 2007.

Hibbeln JR, Davis JM, Steer C, et al. Maternal seafood consumption in pregnancy and neurodevelopmental outcomes in childhood (ALPAC study): an observational cohort study. Lancet, 369: 578-585, 2007.

Hallahan B, Hibbeln JR, Davis JM, et al. Omega-3 fatty acid supplementaion in patients with recurrent self-harm. Br J Psychiatry, 190: 118-122, 2007.

Garland MR, Hallahan B, McNamara M, et al. Lipids and essential fatty acids in patients presenting with self-harm. Br J Psychiatry, 190: 112-117, 2007

Muldoon MF, Manuck SB, Matthews KA. Lowering cholesterol concentrations and mortality : a quantitative review of primary prevention trials. BMJ,

文献

301 : 309-314, 1990.

Muldoon MF, Manuck SB, Mendelsohn AB, et al. Cholesterol reduction and non-illness mortality : meta-analysis of randomized clinical trials. BMJ, 322 : 11-15, 2001.

Kunugi H, Takei N, Aoki H, et al. Low serum cholesterol in suicide attempters. Biol Psychiatry, 41 : 196-200, 1997.

Kim YK, Lee HJ, Kim JY, et al. Low serum cholesterol is correlated to suicidality in a Korean sample. Acta Psychiatr Scand, 105 : 141-148, 2002.

Terao T, Iwata N, Kanazawa K, et al. Low serum cholesterol levels and depressive state in human dock visitors. Acta Psychiatr Scand, 101 : 231-234, 2000.

Borgherinin G, Dorz S, Conforti D, et al. Serum cholesterol and psychological distress in hospitalized depressed patients. Acta Psychiatr Scand, 105 : 149-152, 2002.

Soeda S, Terao T, Iwata N, et al. Mental effect of cholesterol in males : protective effect? J Affect Disord, 91 : 139-144, 2006.

文献

Engelberg H. Low serum cholesterol and suicide. Lancet, 339 : 727-729, 1992.

Terao T, Yoshimura R, Ohmori O, et al. Effect of serum cholesterol levels on meta-chlorophenylpiperazine-evoked neuroendocrine responses in healthy subjects. Biol Psychiatry, 41 : 974-978, 1997.

Terao T, Nakamura J, Yoshimura R, et al. Relationship between serum cholesterol levels and meta-chlorophenylpiperazine-induced cortisol responses in healthy men and women. Psychiatry Res, 96 : 167-173, 2000.

Hassmén P, Koivula N, Uutela A. Physical exercise and psychological well-being : a population study in Finland. Prev Med, 30 : 17-25, 2000.

Goodwin RD. Association between physical activity and mental disorders among adults in the United States. Prev Med, 36 : 698-703, 2003.

Dunn AL, Trivedi MH, Kampert JB, et al. Exercise treatment for depression : efficacy and dose response. Am J Prev Med, 28 : 1-8, 2005.

文献

Stathopoulou G, Powers MB, Berry AC, et al. Exercise interventions for mental health : a quantitative and qualitative review. Clin Psychol Sci Prac, 13 : 179–193, 2006.

Abbott RD, White LR, Ross GW, et al. Walking and dementia in physically capable elderly men. JAMA, 292 : 1447–1453, 2004.

Weuve J, Kang JH, Manson JE, et al. Physical activity, including walking, and cognitive function in older women. JAMA, 292 : 1454–1461, 2004.

Larson EB, Wang L, Bowen JD, et al. Exercise is associated with reduced risk for incident dementia among persons 65 years of age and older. Ann Intern Med, 144 : 73–81, 2006.

Cotman CW, Berchtold NC. Exercise : a behavioral intervention to enhance brain health and plasticity. Trends Neurosci, 25 : 295–301, 2002.

Golden RN, Gaynes BN, Ekstrom RD, et al. The efficacy of light therapy in the treatment of mood disorders : a review and meta-analysis of the evidence. Am J Psychiatry, 162 : 656–662, 2005.

文献

Terao T, Soeda S, Yoshimura R, et al. Effect of latitude on suicide rates in Japan. Lancet, 360 : 1892, 2002.

Chang PP, Ford DE, Mead LA, et al. Insomnia in young men and subsequent depression. Am J Epidemiol, 146 : 105–114, 1997.

Ford DE, Kamerow DB. Epidemiologic study of sleep disturbances and psychiatric disorders : an opportunity for prevention? JAMA, 262 : 1479–1484, 1989.

Kaneita Y, Ohida T, Uchiyama M, et al. The relationship between depression and sleep disturbances : a Japanese nationwide general population survey. J Clin Psychiatry, 67: 196–203, 2006.

Cole MG, Dendukuri N. Risk factors for depression among elderly community subjects : a systematic review and meta-analysis. Am J Psychiatry, 160 : 1147–1156, 2003.

Driskell JE, Mullen B. The efficacy of naps as a fatigue : a meta-analytic integration. Hum Factors, 47 : 360–377, 2005.

文献

Brooks A, Lack L. A brief afternoon nap following nocturnal sleep restriction: which nap duration is most recuperative? Sleep, 29: 831–840, 2006.

Faragher EB, Cass M, Cooper CL. The relationship between job satisfaction and health : a meta-analysis. Occup Environ Med, 62 : 105–112, 2005.

Karasek R, Baker D, Marxer F, et al. Job decision latitude, job demands, and cardiovascular disease : a prospective study of Swedish men. Am J Public Health, 7 : 694–705, 1981.

索　引

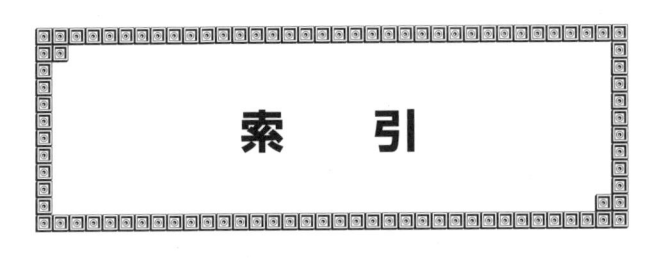

【あ】

RCTs　22, 23
青魚　5, 10, 15
EPA　8, 10, 11, 12, 13, 14, 15, 16
運動　37, 38, 39, 41, 43, 44, 46, 47
エイコサペンタノン酸（EPA）　5
LD, Low Dose　39, 40
オメガ3脂肪酸　5, 6, 7, 8, 10, 12, 14, 15, 16, 18, 19
オメガ6脂肪酸　5, 15, 18

【か】

カフェイン　62
季節性感情障害　49
高照度光療法　49, 50
コレステロール値　21, 22, 25, 26, 27, 29, 30, 33, 34, 35

【さ】

裁量権　68, 69, 70
魚　8, 10, 15
サポート　68, 69
産後うつ病　10, 12
仕事のコントロール　69
仕事の満足度　67
自殺　15, 21, 22, 24, 51, 53, 55
自殺企図　11, 25, 26
自由度　68, 69
食餌療法　21, 24, 36
職場　67, 69, 70
睡眠習慣　55
スタチン系薬剤　24
セロトニン　29, 30
総コレステロール値　21

【た】

DHA　7, 8, 10, 11, 12, 13, 14, 15, 16
冬季うつ病　49, 50, 51, 53
ドコサヘキサノン酸（DHA）　5

【な】

認知証　43, 44
認知症予防　44

【は】

Public Health Dose (PHD)　39, 40
BDNF　7, 45
光（線）療法　49
非スタチン系薬剤　24
昼寝　62
不眠　55, 56, 60

【ま】

メタ解析　14, 22, 23, 25, 41, 60, 62

【ら】

Low Dose (LD)　39

寺尾　岳（てらお　たけし）

略　歴
1960 年　山口県宇部市出身
1985 年　産業医科大学医学部卒業
1985 年　産業医科大学病院神経精神科研修医
1987 年　同専修医
1989 年　産業医科大学医学部精神医学教室助手
1993 年　日立製作所日立健康管理センターへ派遣
1995 年　産業医科大学医学部精神医学教室講師
1999 年　オックスフォード大学医学部精神医学講座へ留学
2000 年　産業医科大学医学部精神医学教室助教授
2004 年　大分大学医学部脳・神経機能統御講座（精神神経医学）教授に就任し，現在に至る．

所属学会
International Society of Psychoneuroendocrinology, International Society of Bipolar Disorders, 日本臨床神経精神薬理学会（理事），日本生物学的精神医学会（評議員），日本精神科診断学会（評議員），日本産業精神保健学会（評議員），日本精神神経学会（評議員）など

寺尾　未知（てらお　みち）

略　歴
1964 年　福岡県北九州市出身
1989 年　産業医科大学医学部卒業
1989 年　産業医科大学医学部大学院入学
1993 年　産業医科大学医学部大学院卒業
1993 年　西日本産業衛生会へ就職し，現在に至る．
　　　　（読売新聞西部本社と下関市役所などの産業医を担当）

所属学会
日本産業衛生学会など

ⓒ2007　　　　　　　　　　　　　　　第 1 版発行　平成 19 年 9 月 20 日

生活習慣とメンタルヘルス
精神科医と健診医の実証的検討

（定価はカバーに表示してあります）

著　者　　寺　尾　　　岳
　　　　　寺　尾　未　知

発行所　　株式会社　新興医学出版社
発行者　　　　　　服　部　秀　夫
〒113-0033　東京都文京区本郷 6 丁目 26 番 8 号
電話　03（3816）2853　　FAX　03（3816）2895

印刷　株式会社　藤美社　　ISBN978-4-88002-497-4　　郵便振替　00120-8-191625

- 本書の複製権・翻訳権・譲渡権・公衆送信権（送信可能化権を含む）は株式会社新興医学出版社が所有します．
- JCLS 〈㈱日本著作出版権管理システム委託出版物〉
  本書の無断複写は著作権法上での例外を除き禁じられています．複写される場合は，その都度事前に㈱日本著作出版権管理システム（電話 03-3817-5670, FAX 03-3815-8199）の許諾を得てください．